尊司

ストレスと適応障害

つらい時期を乗り越える技術

GS
幻冬舎新書
304

はじめに

心が折れそうになったとき

人は絶えず何らかのストレスを受けている。だが、同時に、それに抵抗する力ももっている。適度なストレスは、むしろよい刺激となり、活力や能力発揮を促進する方向に働く。しかし、そんな心地よいストレスばかりではない。ストレスが許容範囲を超え、限界を突破してしまったときに起きる状態にはいくつかあるが、そのうちもっとも身近で頻度の高いものが、適応障害である。

適応障害は、環境にうまくなじめないことによって生じる心のトラブルで、うつや不安、意欲や自信の喪失、体調面の不良などを示しやすいが、ケースによっては、イライラして怒りっぽくなったり、嗜癖《しへきてき》的な行動にのめり込むといった行動上の問題となって表れることも少なくない。環境やライフスタイルの変化、負担や責任の増大にともなって起き、挫折や失敗、叱責《しっせき》や非難といった否定的体験、孤立的状況などが誘因《ゆういん》となることが多い。

一言でいえば、居場所がなくて、あるいはプライドを傷つけられ、心が折れかかった状態だといえるが、適応障害の段階ではまだ復元力があり、不適応を起こしている環境から離れたり、ストレスが減ると、速やかに回復するのが大きな特徴である。

そうした点をみて、「本当の病気」ではない、「怠け」だと誤解される場合もある。

しかし、それは、骨が折れたら病気だが、骨が曲がるぐらいは病気ではないので我慢しろというようなもので、我慢してやっていたらボキッといってしまい、元に戻らなくなってしまうということにもなりかねない。むしろ、早い段階で適切な手を打つことが大事なのである。

うつは「心のカゼ」といったりするが、本当のうつ病は、肺炎か結核くらい重症なもので、カゼどころではない。適応障害こそ「心のカゼ」と呼ぶにふさわしく、うまく対処すれば、すんなり治ってしまうが、こじらせると厄介なことになるものだ。対処の仕方がとても大切なのである。

適応障害は、元々適応力が乏しい人ばかりが陥るのではない。まったく逆に、人一倍前向きで、適応力にも優れていると自他ともに認めるような人でも、適応障害になる。適応力のある人、忍耐力のある人は、少々過酷な環境でも自分なら耐えられるという過信があり、弱音を吐かずに歯を食いしばって、なんとか乗り越えようとするからである。それで乗り越えてしまうこともあるのだが、しかし、ときには限度を超えてしまうということも起きる。

その意味で、適応障害によって生じるさまざまな症状や行動上の問題は、うまくいっていない、心が折れそうだということを示すSOSなのである。そのサインを早い段階で察知して、適切な手当てや対応を行うことが、不可逆的な状態に陥ってしまうのを防ぐことにもなる。

不登校から新型うつ病まで

適応障害は、小さな子どもから若者、大人、老人まで、どの年代のどの人にでも起こり得るものである。その人その人の状況やストレスの種類によって、まるで別物であるかのように思われていたり、別の病名がついていたりする。

たとえば、これまでお漏らしをしなかった子どもがお漏らしをしたり、幼稚園や保育所に行くのを嫌がったりするのも、環境によるストレスが影響して起きている場合がある。夜尿症《やにょうしょう》（夜間遺尿症）とか、登園渋《とうえんしぶ》りといった言い方をすることが多いだろうが、それは症状だけをみた言い方だといえる。

実際に起きていることは、その子が環境にストレスを感じ、シグナルを出しているということだ。そのシグナルが夜尿症であったり登園渋りであったりするわけだ。

小中学生の子どもがもう少し大きくなって、朝起きられなくなったり、休調が悪くなって学校を休みがちになったり、これまで喜んで行っていた塾や部活に行くのを渋り始めるということもよくあることだ。この場合にも、適応障害が起きていることが多い。環境との間に不適応を生じ、それが、これまでできていた行動を困難にしているわけだ。

適応障害では、これまで普通にできていたことが苦痛でたまらなくなったり、できなくなるということがよくみられる。

さらに年齢が上がると、せっかく進学した高校や大学に行かなくなり、ふさぎ込んでしまうという状況によく出合う。さらには成人になって就職した会社に意気込んで行っていたのに、あるときから段々意欲をなくし、行くのが億劫《おっくう》になり、最後には出社できなくなってしまうというケースもしばしばだ。

こうした場合、「うつ病」と診断されることも多いわけだが、本来のうつ病は、体重が減少したり、体の動きがゆっくりになったり、表情が仮面のように乏しくなったりといった身体的な症状をともなう。ところが最近増えているのは、会社には行けないが、それ以外のことなら、割合元気にできてしまうというもので、「新型うつ病」と呼ばれたりする。

しかし、その実態は「うつ病」というよりも、「適応障害」だということが多い。

うつ病との大きな違いは、ストレスが取り去られると、元気を取り戻せるという点に表れる。うつ病の場合には、きっかけとなった出来事があるにせよ、そのことが解決してストレスがなくなっても、すぐには元に戻らない。回復にある程度の時間がかかる。年齢が高くなると、回復に要する時間も長くなる。

しかし、適応障害の場合には、まるで違う。学校や会社に行けなくなってふさぎ込み、布団から出ようとさえしなかった人が、学校や会社から解放されてしまうと、別人のように活気を取り戻す。自分に合わない学校や会社を辞めると決心した途端に、吹っ切れたように元気になり、新たな人生の目標に向かって意気揚々と活動を始めるということも、よくみかける状況だ。

こんなときは適応障害を疑え

このように、年齢層やその人が置かれた状況、その人の適応力や行動様式によっても、適応障害の症状の出方はさまざまである。

幼児や低年齢の子どもでは、まず泣くことや困らせるような行動の増加となって表れやすい。周囲は、それを困った行動と受け取りやすいが、本当に困っているのは子どもであり、それをうまく言葉でいい表せないので、行動で表しているのである。自傷行為や嗜癖的行動、弱いものへの攻撃や破壊的行動といった形で出てくることも多い。

思春期から青年期になると、症状はより分化したものとして出てくるようになる。うつや不安といった症状が、次第に明確なものとなって表れる。

ただ、エネルギーに満ちた時期なので、そうした症状になかなか気づかれにくいことも多く、むしろ行動の問題のほうに目が奪われがちだ。

行動に表れる問題としては、学校や習い事をさぼる、学校や習い事に行こうとしない、朝起きようとしない、休みが増えるということが最初のサインということも多いが、ケースによっては、反抗やイライラ、家庭内暴力、非行という形をとる。自傷行為や家出、薬物や対人関係への依存といったことも、居場所のない状況から逃げ場所を求めた結果、起きやすい。

さらに成人となると、うつや不安の症状がはっきり認められるようになる。「うつ状態」や「不安障害」といった診断がなされることも多い。

だが、人によっては、自分の精神的な異変に気づかず、身体的な不調が先に出てくる場合もある。自覚するしないにかかわらず、自信や意欲がもてなくなる点では同じだ。会社に出るのがつらくなり、休みが増え、ときには、まったく行けなくなる。しかし、休日は比較的気分がよく、好きなことをやっているときは、割合元気だったりする。

ストレスを紛らわそうとして、身近な存在にイライラや攻撃をぶつけたり、飲酒やギャンブル、ゲームといった嗜癖的行動が増えることも多い。それがしばしば現実逃避に拍車をかけ、悪循環を形成する。

高齢者にも適応障害は多い。高齢になると適応力やストレスへの耐性が衰えてくるため、些《さ》細《さい》な環境の変化に対してももろくなってくる。

この年代は、何か新しいものを手に入れる体験よりも、大切なものを失う体験が多くなりがちだ。長年なじんだ愛着対象を失うことによる対象喪失も、適応障害の重要な要因であり、うつ病に発展することも少なくない。退職、配偶者の死や転居といった大きな環境変化があったときは、支えや関わりを増やしたり、新たな生きがいの模索が必要になる。

身近にあるのに気づかれにくい適応障害

こうして並べてみても、ごく身近にとても多い状態だといえる。いわゆる「うつ」というものののかなりの部分は適応障害であるし、昨今流行《はや》りの新型うつの実体も、多くが適応障害である。しかし、うつや不安障害について書かれた本は数多くあるが、適応障害についての本は意外に少ない（実際、適応障害についての専門書は、ほとんどないといってもいいくらいである）。適応障害についての理解は、専門家でさえも驚くほどお粗末なのである。

本当のうつ病（メランコリー型うつ病）と適応障害にともなううつ状態では対応の仕方も違うのだが、そのあたりは専門家でさえも、いっしょくたにして話をしたりする。

「励ますのはよくない」という昔からいわれるうつ病の人への接し方についても、適応障害の場合には、必ずしも当てはまらない。むしろ事態を膠着《こうちゃく》させてしまう場合もある。適応障害は、単に疾患というよりも、環境にうまく居場所をみつけ、自分の存在価値を認めてもらうという課題の躓《つまず》きであり、心理社会的な障害である。

医者が薬を出せば、よくなるというわけにはいかない。せっせとうつの薬を出したところで、事態の改善には、あまり役立たないということにもなってしまう。本当に必要なのは心理社会的な介入であり、居場所や存在価値を取り戻すということなのである。

通常、医師はそういうことは苦手なので、「病気」として扱い、「治療」しようとする。

しかし、問題の多くは、本人にばかり起因するというよりも、本人が置かれた環境や、本人と環境の関係に起因する部分が大きいので、いくら「病気」を治そうとしても、あまり役に立たない。うつ病の大家を呼んできても、結局治せないということになる。

そういうこともあり、適応障害というのはますます軽んじられることになったのだが、この軽んじられてきた領域にこそ、人間が幸せに生きていくうえで大切なことが関わっているのである。

そこで本書は、一般の人にもっとも身近な問題であるストレスや適応障害について、わかりやすく解説するところから始めたい。基礎的な病理から説き起こし、学校や職場といったそれぞれの場面での適応障害について、具体例をまじえながら理解を深めよう。読者に興味をもってもらうために、有名人や偉人のケースも豊富に採り入れた。ここまでが本書の第一の目的である。

試練を乗り越える技術

昨今、「発達障害」ということが盛んにいわれるようになり、子どもだけでなく、大人にも発達障害が指摘されるケースが増えている。

その場合、もっと丁寧に事態をみると、何らかの発達課題があって、無理解な環境やその特性を活かせない環境との間で摩擦を生じ、適応障害を引き起こしているということが多い。発達課題があると、確かに適応障害を起こしやすい。だが、発達課題を抱えていても、適応障害とは無縁に、充実した人生を過ごしているケースも少なくない。その人の特性に合った環境で、その人のペースに合った生活を送るということが、とても大事だといえる。

発達と並んで、最近その重要性が見直されているのが、愛着である。発達障害が、主に遺伝要因などの生まれもった原因によってもたらされるのに対して、愛着は、幼い日々の養育者との関係で形づくられる部分が大きい。愛着が安定している人では、親との関係だけでなく、対人関係全般が安定しやすく、またストレスへの抵抗力も高いことがわかっている。

発達課題を抱えているかどうか以上に、愛着スタイルが安定しているかどうかが、社会への適応を左右する。

発達課題は遺伝要因の関与も大きく、すぐには変えられないが、愛着スタイルは後天的な要素が大きく、関わり方や暮らし方で変化の余地が大きい。その意味でも、愛着についての理解は、とても重要だといえる。

にもかかわらず、愛着とストレスや適応障害との関係については、あまり扱われることがなかった。本書では、愛着という観点からもストレスを考え、適応障害を乗り越える方策を考えたい。

主に遺伝要因による発達特性と、主に養育要因によって成立する愛着スタイルの両方が合わさり、分化を遂げてできあがるのが、その人のパーソナリティ（人格）である。

不安定な愛着スタイルも発達課題も、どちらもパーソナリティの偏りを生む要因となるが、偏りが強すぎる場合には、生活に困難をきたし、パーソナリティ障害と呼ばれる状態に至ることも少なくない。

当然のことながら、パーソナリティ障害がある場合も、環境への適応が妨げられやすくなる。本人も周囲も、そのことを理解して歩み寄ると、摩擦が避けられるのだが、お互いに自分の流儀に固執すると、適応はますます困難になる。

本書では、上っ面のストレスと適応障害について論じるだけでなく、その根底にある課題として、愛着スタイル、発達課題、パーソナリティ障害を取り上げ、それぞれの視点からも、どういう場合にストレスを受けやすく、適応障害を起こしやすいのか。また、それを防ぎ、事態を改善するためには、どの点に留意すべきなのかについても述べたいと思う。

環境的ストレスと本人の特性との相互作用として適応障害を捉え、それを具体的に描き出すというのが本書の第二の目的である。

家庭や学校での対処から、うつや不安障害、心身症で悩んでいる人が、病状や状況を改善していくうえでも、職場のメンタルヘルスや労務管理においても大いに有用な、まだあまり知られていない知識を提供したいと思う。

さらに本書の三番目の目的は、人間生きていれば必ず出合うことになるさまざまなストレスや試練、逆境を乗り越えていくための技術について、精神医学や臨床心理学が編み出してきた技術や極意について、そのエッセンスをお伝えすることである。

といっても、それは実に深遠なテーマで、いくらページを割いても語りきれない内容を含んでいる。そこで本書では、特に多くの人が迷い躓き苦しむ問題である三つのテーマにしぼって述べたい。

身を裂かれるような迷いや葛藤《かっとう》に出合ったとき、いかに決断すべきなのか。どうにもならないような問題に遭遇したとき、それを解決するにはどうしたらいいか。ストレスや挫折、疎外感からうつにならないためには、どうすればいいのか。そうした場面においてすぐに実践できる内容を選りすぐってお伝えしたい。

あなたの生き方や考え方が、あなたをもっと活かす方向に変わることを祈っている。

ストレスと適応障害／目次

第一章 ストレスに負けない生き方 24

図版作成　美創

第一章　ストレスに負けない生き方

ストレスは、対処の仕方を間違うと、命をも脅《おびや》かす脅威である。しかし、現代社会を生き抜いていくためには、ストレスを恐れてはいられない。それを積極的に乗り越えていくことが求められるのだ。潰《つぶ》されずに、ストレス社会を生き延びていくためにはどうすればいいのだろうか。

本章では、ストレスによって起きる障害をみていきながら、ストレスのもたらす有害な作用を防ぐには何が大事なのか、万一、ストレスによって病的な状態が起きてしまったときには、どう克服すればいいのか、実践的な要点を述べていきたい。

ストレスを甘くみてはいけない

適応についての医学的研究が始まったのは、十九世紀のことである。フランスの生理学者クロード・ベルナールは、「実験医学の開祖」とも呼ばれ、実験によって生理的メカニズムを解明しようとした。ベルナールは、外部環境と内部環境を区別し、生体には内部環境を一定に保とうとする性質があるとする考えを提唱した。

ベルナールの考えを発展させたのが、アメリカの生理学者ウォルター・キャノンで、「ホメオスタシス」（恒常性の維持）という概念を導入し、三つのレベルで恒常性の維持が図られているとした。三つのレベルとは、細胞レベル、内分泌系、自律神経系である。そして、恒常性の維持を脅かすものがストレスである。ストレスという言葉を最初に用いたのも、キャノンである。キャノンはさらに、ストレスを受けたときに、生体は危機を乗り切ろうとして「緊急反応」を起こすという考えを提唱した。

キャノンのストレスとそれに対する緊急反応のメカニズムを生理学的に解明したのが、ハンガリー系の生理学者で、カナダのマギル大学やモントリオール大学を研究拠点としたハンス・セリエである。戦前から戦後にかけて、カナダでは、セリエのような移民の研究者が数多く活躍した。

セリエは大規模な動物実験を繰り返し、ストレスの種類に関係なく、共通する反応（ストレス反応）を引き起こすことを発見した。ストレスとなる要因はストレッサーと呼ばれるが、ストレッサーは、大きく物理的、化学的、生物学的、精神的（心理社会的）ストレスの四つに分類される。しかし、暑さ寒さや騒音のような物理的なストレスも、低酸素や酸性環境といった化学的ストレスも、感染症にかかるといった生物学的なストレスも、孤立や不安といった精神的なストレスも、いずれも共通する反応を引き起こしたのである。

つまり、発熱、食欲不振、体重減少、下痢・便秘といった症状がみられ、解剖してみると、副腎皮質の肥大、胸腺や脾臓の萎縮、胃・十二指腸潰瘍《かいよう》・出血が認められた。セリエは、これらの症状を、「一般適応症候群」(ストレス状態)と呼んだ。

さらにセリエは、ストレス反応の段階を三つに分けた。最初の段階は、ストレスを受けた直後に生じるもので、「警告反応期」と呼ばれる。警告反応期もさらに「ショック相」と「反ショック相」に分けられる。ショック相は、ストレス刺激に対してとまどい、うまく対応できていないフェーズで、生体機能は一時的に低下し、体温、血圧、血糖は低下し、抵抗力が弱まる。ショックを受け、顔面蒼白《がんめんそうはく》になった状態だといえる。

しかし、ストレスが限界を超えるほどに強くない限りは、すぐに「反ショック相」と呼ばれる、ストレスに打ち克《か》とうとするプロセスが始まる。生体機能は急速に回復し、抵抗力を取り戻す。最初のショックから立ち直った状態だといえる。

警告反応期を過ぎると、二番目の段階である「抵抗期」を迎える。抵抗期は、ストレスが続いているものの、活性化された抵抗力との間で、どうにか均衡が保たれている段階である。一見、ストレスが克服されたかのようにみえることもあるが、抵抗力を高めることによって、どうにか防戦している状態なので、みかけほど余裕があるわけではない。新たに別のストレスが加わったりすると、もう抵抗しきれないということも起きやすい。ストレスを乗り越えたと思って、さらに負荷をかけたりすれば、危険なことになりかねない。

つけ加えれば、抵抗期には、ストレスを紛らわすための特徴的な行動がみられる。その一つが、嗜癖的行動や強迫的反復行動である。嗜癖的行動は、脳の興奮を鎮《しず》める物質に依存する場合と、脳内の快楽物質の放出を高めることによって、苦痛をやわらげようとする場合があるが、一つの物質や行為が、両方の作用をもつ場合もある。

たとえば、アルコールは、少量ではドーパミンの放出を増やすが、血中濃度が上がるにつれてGABAという興奮を鎮める伝達系に作用し、眠りにつかせる。アルコール以外にも、薬物やギャンブルへの依存、買い物やオークションへの依存、セックスやロマンスへの依存、ゲームやケータイへの依存も、高揚作用とともに、気持ちを紛らわせる安定作用が認められることが多い。これらの嗜癖的行動は、ストレスに対する防御反応としての側面をもつといえる。

ただ問題は、こうした嗜癖が適度に活用されている限りでは、プラスの効果も期待できるのだが、ある限度を超えて進行すると、生活や体調にいっそう悪影響を及ぼし、次の終末的な段階の準備をしてしまいかねないということだ。

そして、次の段階として、「疲憊期《ひはいき》」がやってくる。これは、抵抗力の限界を超えてしまい、恒常性の維持が困難になり、潰れ始めた段階である。生体機能が再び低下し始め、体温低下、体重減少、免疫力低下がみられるようになる。この段階が、適応障害から心身症やうつ病などの精神疾患を引き起こした状態だといえる。

そのまま放置すれば、なんらかの形で死に至ることになる。年間一万人といわれる過労死や、団塊の世代の退職で年間三万人の大台をようやく割ったとはいえ、高い水準が続く自殺の多くは、そうした悲劇的なケースだといえるだろう。しかも、抵抗力が衰え始める年代や過重なストレスがかかりやすい年代だけでなく、元気盛りの子どもや若い世代でも、自殺が多くなっている。そこには、ストレスというだけでなく、後でみるように、適応を左右する別の要因も関わっている。

ストレスを受けると体に何が起きるのか

セリエ以降も生理学の進歩は目覚ましく、どのようなメカニズムでストレスが心身に異変を引き起こしていくのかが、より詳しく解明されてきている。

適度なストレスは生理反応を活性化し、活力を高める面もある。問題は、ストレスが強すぎた場合や、短期間なら耐えられるストレスでも、それがあまりにも長期間にわたって持続した場合である。ストレスが人の体や精神を蝕《むしば》み始めるのは、いずれかの場合である。

そして実は、ストレスから体や心を守る防御メカニズム自体が、自らの体や心を破壊する方向に働いてしまう。そうした事態を防ぐために何が必要かを考えるには、まず、ストレスを受けたとき、体に何が起きるのかを知る必要がある。

先にもみたように、さまざまなことがストレスとなり得る。このうち、通常われわれがストレスと呼んでいるのは、精神的ストレスのことである。精神的ストレスも、寒さや低栄養、細菌感染といったことと同じように、生存を脅かす。

生き延びていくためには、ストレスから身を守らなければならない。そのための防御反応がストレス反応である。ストレスの種類に関係なく、ストレスを受けると共通する反応が起きる。食欲がなくなり、胃腸の調子が悪くなる。高血圧にもなりやすい。病気にかかりやすくなり、頭が痛くなったり、熱が出たりする。これらの症状もストレス反応によって引き起こされたものである。こうしたことは、誰もが経験的に知っている。だが、どうして、こういうことが起きるのだろうか。

そのカギを握るのが、ストレス・ホルモン（ストレスに抵抗するという意味で、抗ストレスホルモンとも呼ばれる）であり、その正体は、副腎皮質ホルモンである。ストレス・ホルモンとは、ストレスを受けたときに、ストレスに負けないように体や心を守るために放出されるものである。決して、自分を痛めつけるために放出されるのではない。それなのになぜ、結果的に体を痛めつけてしまうのだろうか。

ストレスを感じたとき、それに最初に反応するのは、脳のなかで本能的な生存の維持に深く関わっている視床下部である。ストレスを感じると視床下部からＣＲＨというホルモンが分泌され、それがすぐ近くの下垂体に到達すると、下垂体からＡＣＴＨ（副腎皮質刺激ホルモン）が放出される。

ＡＣＴＨが全身をめぐって、副腎皮質にたどり着くと、副腎皮質ホルモン、いわゆるステロイド・ホルモンが放出される。

では、ステロイド・ホルモンは何をするのだろうか。多くの人は、ステロイドの軟膏《なんこう》を塗ったことがあるだろう。その効果は劇的である。強い炎症やアレルギーも、ステロイドを使うとたちどころに抑えられてしまう。しかし、ステロイドは怖い、ステロイドでないと効かなくなるといった話もよく耳にするだろう。確かにステロイドはよく効くが、ずっと使い続けるものではないのだ。

炎症やアレルギーが収まるのも、ステロイドは異物との闘いを止めさせる作用をもつことによる。しかし、考えればすぐわかることだが、異物との闘いを止めることは、別の危険をもたらす。確かに炎症はなくなって症状が消え、よくなったようにみえるが、それは外敵に対して無防備な状態を作り出すことでもある。ステロイドを使い続けていると、細菌やカビに感染しやすくなるのは、そのためだ。

では、なぜステロイド（ストレス・ホルモン）は異物との闘いを止めさせてしまうのだろうか。それは、もっと肝心な問題との闘いに、エネルギーを集中的に投入するためだ。敵に襲われて、生きるか死ぬかというときに、バイ菌と闘っても意味がない。まず、目の前の闘いに勝って生き残らなければ始まらない。そこで、バイ菌やアレルギー物質と闘うことは一時休戦にして、目の前の敵との闘いに戦力を集中しようとする。目の前の危険を生き延びるために、後で生じるデメリットには目をつぶるのだ。ステロイドの炎症を抑える作用は、生き延びるための緊急避難的な戦略なのだ。

ステロイド・ホルモンは、それ以外にも、血圧を上げたり、血糖を上げたりする作用がある。闘いに必要な骨格筋や心肺、中枢神経系への血流を増やし、エネルギーを確保する一方、消化管などの、さしずめ闘いに不要な部分は手薄にする。

自律神経失調とは何か

ストレスに対して視床下部で起きる反応は、ストレス・ホルモンの放出とともに、自律神経を警戒態勢にすることだ。リラックスした休息モードの状態である副交感神経優位の状態から、戦闘モードである交感神経優位の状態にする。交感神経が興奮すると、アドレナリンが放出される。血圧が上がり、心拍数が上昇して、骨格筋や心肺に血流を豊富に送るとともに、消化管の運動はやはり抑えられる。しかし、危機的状況が去れば、リラックスし休息することでバランスをとろうとする。

ところが、強いストレス下では、自律神経系のスイッチの切り替えがうまくいかなくなる。交感神経が緊張しっぱなしになると起きやすいもっとも身近な問題が、肩こり、便秘、高血圧である。首筋から後頭部にかけての頭痛（筋緊張性頭痛）も多い。

交感神経と副交感神経のどちらもが興奮するというようなことも起きる。強い不安や緊張、怒りを感じた状況が典型的である。その結果、たとえば、胃の粘膜を守るために分泌される胃粘液が減り、同時に、消化のために必要な胃酸の分泌が亢進《こうしん》するといった矛盾したことが起きてしまう。その結果、胃炎や胃潰瘍を引き起こしやすくなる。

男性がときに陥るインポテンスは、交感神経が興奮することにより勃起が妨げられて起きるが、場合によっては、勃起していないのに射精だけが起きるという場合がある。それは、射精が副交感神経の興奮によるためで、緊張のあまり、交感神経と副交感神経が両方とも興奮した結果だといえる。

反対に、交感神経と副交感神経の働きがともに低下してしまうという場合もある。強い失望や抑うつ状態では、そうしたことが起きやすい。その場合には、活力も意欲もないのにリラックスできず、イライラしたり眠れないという状態が出現しやすい。

いわゆる自律神経失調症とは、交感神経が過剰に興奮しやすい状態だけでなく、両者のバランスが崩れて、両方が同時に緊張したり、同時に弛緩したりする状態も含めたものである。しかし、自律神経失調症という診断名は、ストレスによって起きている問題の一部だけを指す言い方であり、今日ではあまり用いられなくなっている。

リラックスする仕組みとは

ステロイド・ホルモンの放出と交感神経の興奮は、直面している闘いにおいて最大の力を発揮し、生き延びるための措置である。短期間であれば、難局を乗り越えた後で休息することで、元の状態まで回復できる。

ストレスの悪影響を小さくするためには、同じようなストレス状況があっても、過剰に興奮したり不安を感じないことがカギを握る。また、ストレス状況から離れればすぐに緊張状態を解消して、心身をリラックスさせ、効率よく回復をはかることが大事だといえる。

つまり、交感神経の緊張した状態から、副交感神経が優位な状態にスムーズに切り替えられる人は、それだけストレスに対して強くなりやすい。

ストレスに対して、不安や緊張を感じやすいか否かを左右しているのが、セロトニン系やGABA系であり、さらに最近注目されているのが、オキシトシン系である。

セロトニンは神経伝達物質の一つで、その重要な働きの一つが、不安を鎮めることである。セロトニン系の働きがよい人は不安を感じにくいので、常に強気で自信をもち、大将やボス的に振る舞う。逆にセロトニン系が不活発な人はおどおどして自信がなく、神経質で弱気に振る舞いがちである。実際、ボスザルと下っ端のサルでは、セロトニンのレベルに顕著な差がみられる。

うつの重要な原因の一つは、ストレス状況が長引くことによってセロトニンを放出し尽くし、枯渇してしまった結果、セロトニン系がうまく働かなくなることである。セロトニン系の働きが低下すると、うつ、不安、イライラだけでなく、依存症にもなりやすくなる。

GABAは、神経細胞の興奮を抑える働きがあり、この働きが悪くても、緊張や不安が強くなったり、神経質で不眠になりやすかったり、けいれん発作を起こしやすい要因にもなる。アルコールや睡眠薬、抗不安薬は、このGABA系に効いている。

しかし、GABA系は、神経細胞全般の興奮性に関係しているため、効きすぎると、筋肉に力が入らなくなったり眠くなったりしやすい。要するに酔っぱらった状態になってしまうのだ。GABA系に効く薬を急にやめたりすると、激しい不安に襲われたり全身けいれん発作を起こしたりするのも、そういう理由からである。

オキシトシン系は、愛情ホルモンとも呼ばれるオキシトシンの働きによってつかさどられた仕組みで、子育てや愛情生活において重要な役割を果たしている。オキシトシンの働きが悪いと、子育てに無関心になったり、うまく子育てができない。性ホルモンによって発情し、性行為ができたとしても、持続的な愛情の維持や子育てには、このオキシトシンが重要なのである。つまりオキシトシンは、愛着という生物学的な絆を維持するのに不可欠なホルモンなのである。愛着が形成されないと、親子の関係も夫婦の関係も安定したものとして維持できない。

オキシトシンには、さらに抗ストレス作用や抗不安作用があることがわかってきた。オキシトシンの働きがいい人では、不安を感じにくく、うつにもなりにくいのである。

オキシトシンは、授乳やスキンシップによって活発に分泌されるが、実はオキシトシンが分泌されるだけでは、オキシトシン系はうまく働かない。これは、すべての神経伝達系や内分泌系に共通することであるが、伝達物質やホルモンの受け手となる受容体が十分に存在し、うまく働いていないと、せっかく放出された伝達物質やホルモンも無駄になってしまう。

オキシトシンの場合には、オキシトシン受容体というものが存在することで、初めてその作用を発揮することができる。そして、このオキシトシン受容体の数を左右するのが、乳幼児期に安心できる環境で、愛情豊かに養育されたか否かなのである。つまり、養育環境に恵まれた人では、子育てがスムーズで、夫婦関係が安定しやすいだけでなく、不安やうつに対しても抵抗力が強いのである。経験的になんとなくつながりがあるように思われていたことが、オキシトシン系というメカニズムが解明されることによって、生物学的に裏づけられようとしている。

オキシトシンの受容体だけでなく、セロトニン系やＧＡＢＡ系についても、幼い頃の養育環境が、その発達や機能を左右することが次第にわかってきた。

もちろん、生まれもった要素もある。もともと不安を感じやすい遺伝的体質というものがあり、総じて日本人は欧米人より不安を感じやすい遺伝子タイプの人が多い。そうしたタイプの人では、ストレスに敏感なだけでなく、養育の影響も受けやすい。

こうしたことから、その人の育った背景やその人を支える環境も、ストレスを大きく左右するということが改めてわかってきたのである。親子関係がうまくいっていない人ではストレスを感じやすく、適応に問題が起きやすいのは、親子関係の不安定さがオキシトシン系の脆弱《ぜいじゃく》さと関係し、さらにそれがストレスへのもろさにつながるという文脈のなかで、より深く理解されるだろう。

ストレスが続くと、脳に異変が起こる

ストレス反応は、緊急事態を乗り越えるための、当座しのぎの方策である。もともと短期的な手立てとして行われたものであり、長く続くということは想定外なのだ。

ところが、その状況が、いつ終わるともなく続くことになると、元々緊急避難的に投入されるストレス・ホルモンが、悪影響を及ぼし始める。感染症にかかりやすくなったり、高血圧を引き起こしたり、糖尿病になったり、胃や腸に潰瘍ができたりする。このようなストレスによって体の病気を引き起こした状態が、すなわち心身症である。

ストレス・ホルモンの影響は、体だけにとどまらない。脳に対しても有害な作用を及ぼし始める。短期間であれば覚醒度が高まり、頭の回転もよくなり、ストレスを押し返す抵抗力を生み出すのだが、それが長期間続くと、疲弊状態に陥っていく。疲れた馬も鞭打てば、元気を絞り出すことができる。しかし、それを続けていると、ついには崩れ落ちるように倒れて、死んでしまう。

脳の神経細胞でも同じことが起きる。短期間なら伝達物質を無理やり放出させて、働かせ続けることも可能だ。だが、それも限度を超えると、ついに神経細胞は反応しなくなるか、死んでしまう。

実際、ストレス状況が長く続くと、脳のなかの海馬と呼ばれる領域が萎縮し始める。これがうつ病やPTSD（心的外傷後ストレス障害）において起きていることである。無力感や記憶力低下、考えをまとめることが困難になるのは、海馬や前頭前野の機能が低下するためである。

そこに至る手前には、さまざまな段階があり、さまざまなサインを出す。症状や行動上の問題は、ある意味、ストレスが限界を超えかけているというサインであり、無理が生じているということを、間接的に警告しているのである。

今日、われわれは進化の歴史が想定してこなかったような環境のなかで、生活をすることを余儀なくされている。点滅する光、膨大な量のデータ、大量かつ高速の輸送システム、二十四時間変化し続ける状況、巨大なリスクと背中合わせのマネーゲームといった過剰な刺激は、脳を興奮させ続けることで、知らずしらず疲憊状態を用意する。

いわゆるテクノストレスと呼ばれる環境ストレスは、前頭前野の機能低下や意欲、感情喪失、性欲低下といったことを引き起こす。人と人との絆が稀薄化し、晩婚化や少子化が進行している一因として、過剰な刺激にさらされ続けることの関与が指摘されている。

適応障害とは何か

心身症が、ストレスによって体が病気になった状態であるとすれば、ストレスによって心がバランスを崩した状態が、適応障害である。ただし今のところ、ストレスがなくなれば元の状態に戻ることができる段階にとどまっていて、脳が萎縮するといった器質的な変化にまでは至っていない。
慣れなかった環境でも、うまくサポートされて次第になじむことができれば、あるいは躓いていた問題が解決されることによって、適応が改善し症状が消えていく場合もある。しかし、あまりにも本人と環境のギャップが大きいと、どんなサポートもうまくいかず、なんとかしようとすればするほど、傷口が広がってしまう場合もある。限界を超えてしまうと、脳にすぐには回復しないレベルのダメージを生じてしまう。そうなるともはや適応障害とはいえず、うつ病などの精神疾患に移行してしまう。

きっかけとして多いのは、生活環境の変化である。転居や転勤、転校、昇進、配置転換、留学などが頻度の高いものである。また、対人関係のトラブルや孤立、離別や死別も重要な要因である。ただし死別については、二カ月以上症状が続いている場合に限って適応障害と呼び、それ以内に回復した場合は死別反応と呼んで、自然な反応とみなされる。

原因となる出来事や変化から、一カ月以内に症状が現れることが多いが、適応力が高い人では、かなり遅れて出てくる場合もある。

適応障害の特徴は、同じ環境（の変化）であっても、適応障害を起こすか否かは、個人差が大きいということである。その人にとっては非常に苦痛な環境も、別の人にとっては快適であるということもしばしばだ。

したがって、本人にとって何が苦痛で、何が合わないのかを理解することがとても重要である。他の人はどうもないとか、そんなふうに気にする必要はないといったところで、なんの助けにもならない。本人としては、自分の苦しさを理解してもらえないと感じ、ますます追い詰められるだけである。

症状も個人差が大きく、多彩である。もっとも多いのは、気分が塞《ふさ》ぐ（抑うつ気分）、イライラや不安が強い、集中力や根気がない、しなければいけないことに手がつかないといったもので、うつ状態によくみられる症状である。ただ、うつ病と異なる点は、よいことや好きなことがあると、元気や明るさがすぐに戻り、気分反応性が保たれていることである。また、体重減少や体や頭の動きが緩慢になるといった症状も、比較的軽度である。

人によっては、攻撃的な行動や言動が増えたり、人や物に当たるようになる場合や退行現象が現れることもある。

通常は六カ月以内に回復するが、環境要因が改善しない場合には長引くことも多く、その場合は、遷延性抑うつ反応といった言い方をすることもある。

うつ病として治療すると悪化することも

昨今は、うつ病についての認識が広まり、うつだと感じると、気軽に心療内科や精神科を受診する人が増えた。症状が重症化するまえに手を打つという点ではよいことだと思うが、困るのは、適応障害で起きているうつ状態を、うつ病と同じように治療してしまうケースが少なくないことだ。

実際、「うつ」として医療機関を受診するケースでは、かなりの割合が適応障害である。クリニックのレベルだと、受診するケースの九割が、適応障害で占められるというところもある。脳のレベルで異常が起きるまでには至っていないわけで、ある意味、合わない環境に対して、ごく自然な反応が起きているともいえる。それを、「うつ病」と診断し、抗うつ薬を投与されたり、ときには、「双極性障害（躁《そう》うつ病）」と診断され、気分安定薬と抗精神病薬を投与されるというケースも珍しくない。それで、どうなるかといえば、ますます体がだるくなり、意欲も気分も沈み、まったく仕事や学校どころではなくなってしまう。本当の病人になってしまうのだ。

抗うつ薬は、セロトニンなどの伝達物質を増やす働きがあるが、脳のレベルでは正常な状態の人にそうした薬物を投与すると、鎮静がかかりすぎて、だるさや意欲低下が強まってしまう。気分安定薬や抗精神病薬になると、その影響はもっと強く、認知機能が低下する場合もある。そうなると、ボーッとして、何も手につかなくなってしまう。

本当に必要なのは、まずは少し休息するとともに、合わない環境を本人が適応しやすいものに変えるか、本人が適応しやすいように変わるか、なのである。だが、医療機関さえも、本当に必要な手立てを講じてくれるとは限らない。医者の習性として、どうしても「病気」として治療しようとしてしまうのだ。

適応障害の克服については、後の章で詳しく述べるとして、まずここで知っておいてほしいことは、適応障害はうつに似た状態を呈するが、うつ病ではないということである。

昨今、「新型うつ病」という新しいタイプのうつ病が、巷《ちまた》でも話題になることがある。新型うつ病の特徴としてよくいわれるのは、職場では調子が悪く、やる気がまったく出ないのだが、家に帰ると比較的元気で、自分の趣味のことなどには熱中して取り組めたりすることである。このことは、新型うつ病が適応障害をベースにして生じていることを示している。このタイプのうつは、「逃避型うつ」とも呼ばれるが、その実体は大部分が適応障害なのである。休職すると元気になるが、また復帰が近づいてくると、症状がぶり返すということになりやすい。症状の治療をするだけでは、根本的な改善にはならないのである。

ストレスによって起きる病は他にもある

適応障害以外にも、ストレスによって起きる精神的な病気にはいくつかある。その場合、体の症状が目立つ場合と、精神的な症状が目立つ場合がある。前者の代表が身体表現性障害である。身体表現性障害とは、一言でいえば、ストレスが体の症状という形で表れたものであるが、心身症と違って、いくら検査しても原因となる異常がみつからないものをいう。ただ、注意してほしいのは、本人が病気のふりをしている仮病ではなく、意図せずに症状が現れたり、実際に苦痛を感じているということである。いくつかのサブタイプがある。

一つは、転換性障害と呼ばれるもので、歩けなくなったり、声が出なくなったり、けいれん発作を起こしたりするのだが、調べても異常はないものである。かつてはヒステリーと呼ばれ、頻度も高く、特に女性に多かった。嫌なことを嫌ともいえず、気持ちを抑圧した結果、体が反乱を起こしてしまうのである。

身体化障害と呼ばれる別のタイプは、今日でもよくみられる。頭痛や腹痛、下痢、だるさなど、身体の不調をいろいろ訴えるのだが、検査しても特に目立った異常はないというケースである。病変には至っていないが、本人は苦痛を感じている。人に相談したり、甘えたりするのが苦手だという人も多く、体の症状を訴えるという形で、助けを求めているともいえる。

もう一つは、心気性障害（心気症）と呼ばれるタイプである。これは自分が重大な病気ではないかと過剰に心配するもので、小さなシミや出来物をガンではないかと心配したり、自分が死に至る重病に違いないと思い込み、診察や検査を受け続ける。こうしたケースも、自覚していないストレスや不安が、病気ではないかと心配するという形で表れる。

これとよく似ているが、頻度の高いものに、疼痛《とうつう》性障害がある。これは頭痛や関節の痛みなど、体の痛みに四六時中とらわれているもので、客観的な所見ではさほどではないのだが、本人の苦痛は非常に強い。鎮痛剤などに依存してしまう。

これらはいずれもストレスに関係するだけでなく、本人を心理的にサポートしてくれる支持環境が弱いと、なりやすい。安心感をもって暮らせる環境にいれば、同じようにストレスを受けても大丈夫なのだが、本人の話を聞いて慰めを与えたり、不安をやわらげてくれる人が身近にいないなどの悪条件が重なると、発症しやすいのである。

急性ストレス障害とPTSD

一方、ストレスによって直接引き起こされる精神疾患としては、急性ストレス障害とPTSDがある。適応障害が、環境の変化など社会生活での日常的なストレスが原因となるのに対して、急性ストレス障害やPTSDは、日常では通常経験しないレベルの強いストレスが原因となって起きるものをいう。たとえば、大地震などの災害や交通事故、犯罪や暴力の被害に遭うことなどが代表的な原因である。

急性ストレス障害は、ショッキングな体験の直後から発症し、強い不安や不眠、感覚マヒや現実感の消失などを特徴とする。茫然《ぼうぜん》自失し、ぼんやりして何事も頭に入らなかったり、物音や些細な刺激にも過敏に反応したり、イライラして意味もなく動き回ったりといったことも、しばしばみられる。通常は、数日で回復する。

それに対して、PTSDは、ショッキングな出来事が起きてから数日から数カ月（通常は六カ月以内）の潜伏期を経て発症するもので、症状が長引きやすい。もちろん、急性ストレス障害からPTSDに移行するケースもある。

たとえば、レイプなど性暴力被害に遭った人では、大部分の人が急性ストレス障害を呈するが、そのうち約半数にPTSDがみられるとされる。ケースによっては、被害直後は比較的平静にみえていたのに、後から症状が現れる場合もある。

症状としては、神経が過敏になる過覚醒、嫌な場面を思い出すことやそれを連想させる状況を避けようとする回避、外傷的な場面が脳裏にありありと浮かんできて、それに圧倒されてしまう侵入症状（フラッシュバック）の三つが特徴的である。それ以外にも、抑うつ症状や情緒不安定で、嗜癖的な行動にのめり込みやすいといった傾向をともなっていることが多い。

適応障害との違いは、なくなればすぐに元に戻ることができるレベルのストレスと、一度受けるとすぐに元には回復しないレベルのストレスの違いだといえる。すぐには元に戻らないレベルの傷がトラウマであり、それゆえPTSDでは、回復に時間がかかることになる。

トラウマの原因として、戦争や災害といった非日常的なストレスが典型的だが、比較的軽度のストレスでも、それが繰り返し加えられると、トラウマを生むことも知られている。言葉による虐待やいじめ、否定的な評価も、長期にわたって繰り返されると、深刻なトラウマになり得る。

もう一つ、ストレスやトラウマと関係が深い精神疾患に解離性障害がある。解離性障害は、意識や記憶や人格の連続性が一過性に失われるのを特徴とするもので、ストレスを受けると意識が飛び、どこか見知らぬ場所に行ってしまったり、興奮状態になったり、逆に無反応になったりするが、本人はそのことを覚えていない。もっとも症状が重度のものは解離性パーソナリティ障害といい、まったく別の人格が出現し、その間に起きたことの記憶が脱け落ちたりする。解離性障害は、虐待を受けるなど、幼い頃に不安定な環境で育った人やトラウマを抱えた人では高い頻度でみられる。

ストレスにうまく対応するために知っておくべきこと

ストレスが引き起こす反応について述べてきたが、ストレスと闘い、うまく乗り越えるうえで重要ないくつかの原理についても触れておく必要がある。実際、ストレスと闘ううえで、ここで述べる基本的な原理が、大きな指針となるからだ。

最初の原理は、ストレスは自分でコントロールできると、小さくなるということだ。ただし、コントロールするのに高度なスキルが必要な場合には、ストレスが逆に大きくなる。

つまり、自分で比較的容易に対処できる方法を身につけることが、ストレスを減らすうえで重要だといえる。

たとえば、授業中に子どもが当てられても容易に答えられる自信と力があれば、教室の席に坐っていることはなんらストレスではない。しかし、うまく答えられる自信や力がなければ、いつ当てられるか、もしや答えられないのではないかと強いストレスを感じて、学校に行くのが億劫になるだろう。

こうした場合、ストレスを減らすためにできることとして、予習をしたり、下調べをしておくということが挙げられる。不安自体を減らすような治療をするよりも、備えをすることで、不安を減らすことができる。

それと同じように、不安や緊張を問題視するのではなく、ストレスをコントロールする方法を考えるということが、一つ重要な観点である。

第二の原理は、ストレスは抑えようとすればするほど、増大するということである。ジグムント・フロイトから始まる精神分析の発見の一つは、抑圧された欲求が、症状を作り出すということだ。まったく同じように、抑え込まれた欲求はストレスになるといえる。

たとえば、無意識のうちに怒りや不満を感じているのに、それを言葉にしないで我慢していると、次第にストレスが溜《た》まりやすくなる。その場合も二段階あって、自分が不満や怒りを感じていることさえ意識していない場合と、不満や怒りを意識しているが、口には出さない場合がある。前者の場合のほうが、より抑圧が強く、有害だといえる。知らないうちに心身症になっていたり、ある日突然、うつになって動けなくなったりというケースでは、ストレスをあまり意識していないという場合が少なくない。曖昧なままの感情、特にネガティブな感情というのは、いつの間にか心を蝕んでしまいやすい。

後者のように、意識はしているが口には出さないという場合にもストレスにはなるが、いわないほうが得策だと考えていわない選択をしているのであるから、それは一つの賢明な処世術である。ただそういう場合も、相手の言いなりになりすぎ、自分を抑えすぎる場合には、やはりストレスを溜め込みやすい。適度に本音をいう場をもつことで発散することも大事である。

カウンセリング治療の重要な働きは、自分の感情を吐き出したり、考えを整理することで、曖昧だった気持ちや事態を明確に意識化、言語化し、それによって扱いやすくすることである。

ストレスは相談できる人がいると軽減される

第三の原理は、ストレスが限界を超えてしまうと、ストレスに慣れるどころか、ストレスに対して過敏になってしまうということだ。それまでどうもなかった物質に対していったん感作《かんさ》が起き、アレルギーになると、まったく受けつけられなくなるように、ストレスに対しても同じように感作が起きるのである。

いったん感作が起き、敏感な状態になった場合には、二つの対策が考えられることになる。一つはアレルギー源となっているストレスを避けることである。そして、もう一つはアレルギー状態を解除し、乗り越えることである。アレルギーの場合には、脱感作療法と呼ぶ。ストレスに対しても、基本的には、同じような脱感作のプロセスを行うことになる。

ストレスが原因となって起きる適応障害やうつ、心身症の克服には、二つの方向があるということになる。一つは、不適応を生じている環境の問題を解決したり、ストレスに対する耐性を高めて不適応を克服し、その環境で支障なく生活できるようにもっていくという方向である。もう一つは、合わない環境からできるだけ早く離れて、その人に適した環境に移ることで、新たな環境での適応を図るという方向である。

職場や学校で適応障害を起こしているという場合、どちらの方向を方針に据えるかということが重要になる。通常は、まず不適応を克服するという方向で支援し、どうしてもうまくいかないという場合、環境を変えるという方針に切り替える。

合わない環境にしがみつこうとして、ダメージが大きくなってしまうというケースがこれまでは多かった。ところが、最近は、見切りが早すぎるというケースが目立つ。確かに、それで病状が深刻化することは防げるが、困難や試練を乗り越える粘りや抵抗力がつかないという難点もある。嫌なことがあっても、それを乗り越える努力も、ある程度必要だといえるだろう。

そのために重要になるのが、次の二つの点である。一つは、生じている問題を解決することであり、もう一つは、ストレスに対する耐性を高めることである。ただ、問題を解決する能力をすぐに高めることは難しい。ことに適応障害を起こして、うつになっているときには、なおさらだ。そこで、もう一つ大事になるのは、問題を解決するのは、必ずしも自分一人の力でなくてもよいということだ。つまり、人の力を借りてもいいということだ。人の力を上手に借りることも問題を解決する力であり、適応力だといえる。人の力を借りられると思うだけで、ストレスに対する耐性も高まるのである。

このことが四番目の原理にもつながる。それは、ストレスを乗り越える力は、その人個人の力だけでなく、その人を支える力によっても左右されるということだ。実際、問題を解決する能力における重要な要素は、他の人に相談できるかどうかである。

ところが、問題解決が苦手な人ほど、自分だけでなんとかしようとする。逆にいうと、自分の弱みをみせて相談するのが苦手な人ほど、適応障害を起こしやすい。

したがって、まず実践したいのは、問題や支障が起きたら、適切な相手に相談するということだ。適応障害を起こしている場合には、このことが特に重要になる。問題の解決を、第三者に頼らざるを得ないのが普通だからだ。自分でどうにかなっているのなら、そこまで追い詰められてはいない。いまこそ、誰かに頼るときなのだ。他の人に問題解決を助けてもらうことを、恥ずかしがったり引け目に思う必要はない。それよりも、自分だけで抱え込んだまま潰れてしまうほうが、ずっと恥ずかしい。

ただ、相談できないのは、その人のせいばかりでもない。そうした存在が、現在、身近にいないというだけでなく、これまで誰にも甘えてこなかったので、甘える術《すべ》がわからないということもある。人に頼られても、自分は人に頼れないという人も少なくない。弱みをみせることができなかったり、人に迷惑をかけてはいけないという思いが強すぎるのである。

だが、そうした気持ちも、実は、その人が幼い頃からの暮らしのなかで身につけたものであり、その人は知らずしらず、甘えない生き方を強いられてきたのである。手足を縛られたような生き方をしてきたのである。それによって、生きづらくなっている。その縛りを解いていくことも必要になる。

そして、そのことがストレスを乗り越えるうえで、もっとも重要なカギを握る究極の原理に通じる。それは、「安全基地」をもつということである。安全基地とは、いざというときにいつでも頼ることのできる存在であり、幼い時代の母親のような存在である。

幸運な人は、母親といった養育者が、その人の安全基地となってくれることによって、基本的安心感と呼ばれる、その人を支える安心の土台が育まれる。しかし、不幸にして母親からあまり構われなかったり、母親が不安定だったりして母親が安全基地としての役割を果たせなかった場合、漠然とした不安感や空虚感を引きずりやすい。その場合、他の人に安全基地を見出してうまく補われる場合もあるが、補いきれないと、不安定になったり、危険な人に頼って道を誤ったりしやすくなる。幼い頃にしっかりとした安全基地をもつことができることは、そのときの安定だけでなく、将来の安定にもつながるのである。

安全基地をもっているかどうかが、適応力を左右するのはいうまでもない。適応力というと、その人自身の力と思われがちだが、実際には一人一人の力には、そんなに差はない。適応力の差は、どれだけ人の力を味方につけられるか、人に助けてもらえるかによるのである。人に相談したり、助けを求める力も、その人の力のうちなのである。

適応力の高い人は、社内にも、家庭にも、友達や知人にも、助けになってくれる人をもっている。そこに相談に駆け込むことで、ストレスを一人で抱え込み、それに潰されてしまうのを防ぐことができる。

しかし、そんな恵まれた人ばかりではない。心のうちを話せるという人が一人もいない人も多い。配偶者や家族がいても、愚痴《ぐち》を聞いてもらえないという場合も少なくない。

そんな場合、どこか他のところに支えを求めることになる。そこで、多くの人が頼るのが、アルコールのような気分を楽にしてくれる物質や、気分が高揚する行為やネットのような疑似的な対人関係である。どれも依存性があるという点で共通するのは、偶然ではない。依存性があるのは、それに頼ることができるということであり、安全基地の代わりになるということだ。

安全基地をもたない人は、そうした物質や行為や関係にのめり込んでしまいやすい。それは、必然的な結果である。自分を支えるためには、そうするしかないのである。依存性の物質や行為や関係を提供するビジネスは、身近な人間関係に安全基地を見出せない人が増えれば増えるほど、花盛りとなる。

その意味で、精神安定剤も、代替的な支えを提供するものだといえる。使わないのにこしたことはないが、潰れてしまうよりは、薬に頼ったほうがましということになる。そこで大切なのは、依存性のある薬剤に安易に頼ってしまわないことだ。幸い、薬物療法の進歩により、依存性のない薬剤で、優れた効果をもつものが増えてきている。こうした薬を適切に使いこなせば、アルコールや抗不安薬に頼るよりもずっと安全であるし、問題が解決し、ストレスが減ってきたときには、薬を止めることもできる。しかし、依存性のある薬に頼ってしまうと、薬を飲むために、薬を飲み続けなければならないことになってしまう。

だが、それはあくまで代理的な行為であり、本当の安定は得られにくい。さまざまな危険もひそんでいる。もちろん、身近な人との関係において、安全基地を確保できたほうが気持ちも安定しやすいし、社会的な適応もよくなる。

われわれ精神科医の仕事は、ある意味、安全基地を提供することであるが、さらには、その人にとっての身近な安全基地が、安全基地として維持されやすいように支援したり、新たな安全基地を獲得できるように応援していくことも含まれるといえるだろう。

ストレスを理解するのに役立つ三つの要素

以上述べてきたことをまとめよう。同じようにストレスがかかっても、それをうまく乗り切れるかどうかを左右する要素として、①負荷の強さや持続期間の他に、②その人の対処能力、③その人を支える環境や絆が重要だといえる。①負荷、②対処、③支えの三つのバランスで、うまく適応できるかどうかが、おおむね決まるのである。単純化していえば、①負荷＜②対処＋③支え　であれば、ときに凹むことはあっても潰れることはないが、逆の関係になると、次第に押し潰されていくことになる。

調子が悪いとか、元気がなくなってきたという場合には、この三つの要素を念頭に、バランスをとり直す必要がある。負荷を小さくするか、対処や支えを増やすか、どちらかである。

朝がつらくなった、会社（学校）を休みがちになった、仕事（勉強）が苦痛になったという場合にも、それは当てはまる。休みをとるというのは、とりあえず負荷を減らすことで、とても効果的な方法である。

休んでいる間は元気を回復するが、また出社しなければならない日になると元気がなくなるということも、よく起きることだ。休んでいた分、仕事が溜まったり、周囲からの突き上げを食うのではと不安になり、逆に出づらくなる場合もある。

そこで重要になるのは、周囲の理解と支えである。ゆっくり休んだらいいよと安心感を与えられると、焦らずに休息し、ダメージを回復することができる。職場以上に、家庭が癒《いや》しの場所になっているかどうかも重要である。家族が、仕事を休んだことで、キリキリして本人を責めたりすれば、本人はますます追い詰められ、仕事に出られない自分に絶望することになる。消耗し、傷ついたときに必要なのは、安心して傷を癒せる場所である。つまり、安全基地となる存在に恵まれているかどうかで、ストレスに対する抵抗力は、大幅に違ってくるのである。

安全基地となる存在は、本人に休養が必要なときには休養を与え、ある程度元気になって、励ましが必要になれば励ましを与え、失敗しても責めず、根気よく回復を見守る。無理強《じ》いしたり説教したりするのではなく、あくまで本人がいま何を必要としているかを感じ取り、それらを与えて、本人の力を引き出そうとする。

しかし、いくら安全基地を提供し、また、その人にとっての安全基地が確保されたとしても、それだけで問題が解決するわけではない。いくら人に相談し、助言をもらっても、問題の最終的な解決は自分でつけるしかない。問題にどう対処するのかを決断し、それを実行するのは、本人自身だ。話を聞いてもらい、アドバイスをもらっても、代わりに会社に行ってくれるわけでも、結婚相手をみつけてくれたり、離婚問題に決着をつけてくれるわけでもない。懸案に立ち向かい、行き詰まりを打開するのは自分自身でしかない。

そこで必要になってくるのが、対処能力自体を高めるということである。ストレスになっているいること、トラブルになっていること、苦痛や葛藤をもたらしていることを解決すべく、問題に対処していく力をつけていくことが必要なのである。そうした技術については、最終章で扱うことにしたい。

第二章「生きる意味」と適応

第一章では、ストレスと、それに対する対処という観点から適応を考えてきた。適応は、ストレスとそれに対する抵抗力の均衡で決まるというのは、適応のストレス・モデルだといえるだろう。しかし、このモデルは、ストレスが及ぼす生理学的な影響については明らかにしているが、同じストレスを受けても、苦痛の程度は、それ以外の要因によって、大きく左右される。

些細な失敗でもストレスに対する抵抗力は、気のもち方によって大きく変わることは、多くの人が経験的に知っていることだ。同じようなストレスを受けても、潰れてしまう人もいれば、うまく適応できる人もいる。その違いはどこから生まれるのだろうか。うまく適応するためには、何が大切で、適応不適応を左右する決定因子としては何が重要なのだろうか。気のもち方とは一体どういうことなのだろうか。本章では、その点について、さらに考えてみたいと思う。

こうした疑問に対する答えを積極的に模索したのは、精神医学というよりも、精神分析学であった。まずは、先人たちの業績と彼らの発見をみていきながら、適応とその決定因子について、もう少し掘り下げてみたい。

第一節　フロイトの精神分析とアドラー心理学

フロイトの精神分析における「適応」

精神分析は、神経症が、抑圧され意識から排除された葛藤や外傷記憶（心に傷を与えた忌まわしい記憶）によって引き起こされたものだというフロイトの発見とともに始まった。フロイトの精神分析は、抑圧された葛藤や記憶を再び意識化するという作業にほかならなかった。

では葛藤とは何か。フロイトは、快楽原則と現実原則の対立だと捉える。心が望む欲望と、それを許さない現実とのはざまの軋轢《あつれき》が苦しさを生むが、その苦しさから逃れるため、人は葛藤を抑圧してしまう。それが、無意識のうちに症状として顔を出してくるのが神経症だというのである。

快楽原則に立つ本能的な欲望をイドとかエスと呼び、現実原則に立って欲望を禁止しようとする心のメカニズムを超自我（スーパーエゴ）と呼んだ。たとえば、道徳や親の教え、躾《しつけ》といったものは、超自我を強化するものだといえる。そして、快楽原則と現実原則の間で調整役を務めるのが、自我（エゴ）である。

　こうした観点からみると、適応とは、自我が快楽原則と現実原則の折り合いをつける作業であるということになる。

　ただ、快楽原則のなかでもフロイトが重視したのが、性的な欲望である。フロイトは、性欲をもっとも本源的な欲望、生のエネルギーと考え、性欲に源を発するエネルギーを「リビド」と呼んだ（リビドとは、リーベ〈愛〉とも同じ語源の言葉で、「愛欲」の意）。フロイトの考えに従えば、性的な欲望や恐れが抑圧されると、それがリビドの健全な発動を妨げ、さまざまな症状を引き起こし、適応に支障を生じるという。

　たとえば、ハンスと呼ばれる青年は馬恐怖症になり、外出に支障をきたしたり、気分が沈み込んだり、情緒不安定になってフロイトの診察を受けにやってきた。ハンスは馬恐怖症という症状によって、生活に不適応を起こしていたといえるだろう。

　フロイトが話を聞いていくと、すぐに次のような事実が明らかとなった。ハンスは幼い頃、目の前で馬車が倒れるのを目撃し、ショックを受けたことがあったのだ。その恐怖体験が心の傷となって馬恐怖となり、外出恐怖症にもつながったということは、誰にでも推測できることである。

　ところが、フロイトは、さらにハンスの記憶を遡《さかのぼ》り、奇々《きき》怪々《かいかい》ともいえる説明を引き出す。

ハンスは両親の性交場面をみてしまい、そのときの衝撃が父親の大きなペニスに対する恐れとなり、それが馬恐怖症につながったのだというのである。

抑圧と症状化というメカニズムは、今日でも正当性をもつ理論だといえる。もちろん、性的な葛藤や外傷体験が適応に影響するという場合もあるだろうが、それをすべてのケースに当てはめようとするフロイトの考え方には、かなり無理があった。最初はフロイトの信奉者だった人でも何人もの人が次第についていけないと感じ、フロイトから離れていったが、そのうちの最初の一人が、次に登場するアルフレッド・アドラーである。

アドラーの個人心理学と適応

アドラーは一八七〇年にウィーンの郊外のルドルフスハイムで生まれたが、幼くして重症のクル病にかかったため、四歳まで歩くことができなかった。ようやく歩けるようになったと思うと肺炎にかかり、危うく死にかけた。おまけに何度か事故に遭い、身体的には虚弱であった。だが、アドラーはそんな逆境にめげず、それゆえに医師になることを志し、その決意を実行していく。アドラーは強い克己心《こっきしん》をもつ、努力家だったのである。生み出された理論も、彼のそんな人柄を反映したものであった。

アドラーは、人間の本源的な欲望を、性的欲求よりも、むしろ優越しようとする欲望だと考える。権力欲や支配欲、優越感こそが人を動かしているというのである。そして、その優越の欲求の根元にあるのは、幼い頃に傷つけられて生じた劣等感だとする。その劣等感を代償すべく、人はそれぞれの生き方のスタイルを編み出していく。

しかし、優越への欲求を前面に振りかざしたりすれば、たちまち軋轢が生じ、社会生活がうまくいかなくなることは必定だ。そこでアドラーがもう一つ重視したのが、人のもつ根源的な欲求である所属の願望である。人は他者から受け入れられ認められたいという願望をもっている。その願望は、人に優越したいという願望と同じくらい強い。

したがって、アドラーにおける適応とは、個人が優越しようとする欲求と、社会にその人にふさわしい所属の場をみつけ出すという課題の間で、うまく妥協することなのである。

その場合に重要になるのが、共同体感覚だという。共同体感覚とは、簡単にいえば、自分の利益だけでなく、相手や仲間の利益を考える姿勢である。それを身につけることが、結局は、個人の優越とその人らしい所属という両方の課題をうまく折り合わせ、適応をスムーズなものにすることになる。逆にいえば、共同体感覚が乏しいと不適応を生じやすく、うまく共同体に所属して、そのなかでその人らしさを発揮するということが難しくなる。

アドラーは、そうした見地から打ち立てた独自の心理学を「個人心理学」と呼んだが、その名前とは裏腹に、アドラーの心理学の大きな特徴は、人間の心というものの社会的側面を重視したものであることだ。内面的な葛藤も、その人個人の問題というよりも、対人関係の問題として捉えようとした。

そうした見方からすると、精神的な病気や症状も違った意味を帯びてくる。それは社会生活という観点でみたとき、間接的にではあるが、自分が果たさなければならない「責任からの免罪符」として機能しているという点にアドラーは着目する。アドラーは、神経症などの症状は、不快な仕事から免れさせるだけでなく、ときには、それが周囲の人を結果的にコントロールしたり操作したりすることにもなっているという。つまり、病気であることは、コントロールや支配の特権を手に入れるという側面があると考えるのだ。

したがって、そこから回復するためには、責任を免れるのではなく、それを引き受ける勇気をもって、問題解決に立ち向かっていかねばならないということになる。

アドラーは、ただ悩める人をそのまま受容したり、慰めたり、逃げ場を提供したりするのではなく、その人が本来果たさねばならない課題に向き合えるように促すことこそが真の励ましだと考えた。アドラーが自助グループの役割を重視したのも、そうした意味においてである。

アドラーの見地は、不適応を起こして苦しんでいる人にとっては、厳しすぎる見方にも思えるだろうが、一面の真理を含んでいることも確かだろう。困難に陥っていた多くの人が立ち直ろうとするとき、最終的に起きるのは、アドラーのいうように、責任を引き受けて、問題に立ち向かおうとすることだからである。

アドラーの心理学には、ハンディを克服した彼自身の体験が色濃く反映されているわけだが、もう一つの体験が、アドラーにさらなるインスピレーションを与えることになる。

彼は、ウィーンのプラーター遊園地の近くで医院を始めたのだが、プラーター遊園地は関西でいえば天王寺動物園のような場所で、周囲にはゴミゴミとした貧しい地区が広がっていた。曲芸師や芸人といった人たちを身近でみるうちに、彼らが元々なんらかのハンディを抱えていて、それを逆に乗り越えることで、特異な能力を発達させていることに気づく。ハンディを単なるハンディで終わらせず、それをメリットに転化できるのだという思いを、アドラーはいっそう強くしたのである。

ただ、すっかり傷ついて動けなくなっている人にとっては、アドラー流の激励は、正論ではあるが、自分にはできないという思いをよけい強めさせ、かえって追い詰めることにもなるだろう。アドラーの心理学は、万人のためのものというより「努力家のためのもの」という批判がなされるのも、アドラーの理論があまりにもポジティブすぎるからだろう。

たとえば、昨今流行りの新型うつ病について、アドラー流の見方をするならば、うつ病という診断が「責任からの免罪符」となっては本来の回復を促すことはできないのであって、むしろ責任を引き受け、その人本来の役割に戻っていけるように促すことこそが、本当に必要な対応ということになる。

ただ、うつのなかには、十分な休養が必要で、焦りは禁物の本来のうつ病の人もいるし、また新型うつ病にしても、そこで起きていることは、責任から逃れようとして、そうなっているわけでは決してない。本人にしても、責任を果たしたいのは山々なのだ。だが、それができなくなっている。職場環境にも、その人自身の適応力にも不利な要因を抱えていて、そこにさらに大きなストレスが加わって、病気を引き起こしているという場合が多い。それを責任逃れ、現実逃避だといったところで、問題はちっとも改善しないだろう。当人とすれば、ますます自分を否定されたと感じ、自信や意欲を失ってしまいかねない。

実際、アドラーも、そんなことをしても役に立たないことはわかっていた。方法を模索するなかで、アドラーは回復のカギを握っている一つのファクターに気づく。それは、アドラーが第一次大戦に軍医として従軍し、戦争の恐怖で正気を失った人々を大勢観察するなかで見出したことだ。戦争神経症になりやすい人や回復が悪い人には、共通する一つの特徴があったのだ。それは、他人とのつながりや仲間意識が乏しいということである。それをアドラーは、先述のように共同体感覚と呼ぶようになる。このアドラーの発見は、その後、ベトナム戦争などに従軍した兵士のPTSDの研究によっても裏づけられている。人とのつながりや仲間意識がしっかりしている人では、PTSDになりにくく、なっても回復が早かったのである。

これは、人とのつながりや仲間意識には、強いストレスから精神の健康を守ってくれる働きがあることを示している。前章でも、ストレスを左右する要因として、人とのつながりや支えが重要な因子であると述べたことと一致している。

そこでアドラーは、次第に治療の眼目を、共同体感覚を高めることに置くようになる。共同体感覚が活性化されると、同じように不快な体験も受け止め方が自然に変わってきて、乗り越えやすくなるのである。われわれが行う治療も、その人に寄り添い、「あなたは一人ではない」というメッセージを発し続けるという点で、共同体感覚を取り戻させようとしているのかもしれない。ストレスを乗り越え、適応障害を防ぐうえで、アドラーの発見や方法は一つの参考になる。

第二節　愛着スタイルと適応

人生を無意識に左右する「愛着スタイル」とは

人とのつながりが適応を左右するということがわかってくる一方で、人とつながりをスムーズにもてる人と、もちにくい人がいることも明らかになった。もちやすい人では、たとえ躓いても回復が容易だが、もちにくい人では、苦労しやすい。

アドラーの方法の限界は、なぜもちにくい人がいるのか、もちにくい人に対してはどうすればよいのかという疑問に対しては、あまり答えていない点である。

その疑問に対する有力な答えが提出されるのは、二十世紀も終わり近くなってからである。ストレスの感じ方や乗り越え方にみられる大きな個人差を決定する要因として、「愛着スタイル」というものが浮上してきたのである。

愛着スタイルは、乳幼児期からの養育者との関係でまず土台が築かれ、その後の対人関係にも影響を受けながら、青年期の頃にはほぼできあがる。愛着スタイルは、知らずしらずその人の対人関係のもち方を左右するだけでなく、物事の受け止め方や行動の仕方、ストレスへの敏感さにも、もって生まれた遺伝子にも勝るとも劣らない影響を及ぼしている。

愛着という概念を生み出したのは、元々精神分析医として出発したイギリスの精神科医ジョン・ボウルビーである。ボウルビーは、第二次大戦中から戦災孤児や疎開児童の研究を行い、大戦後は、WHO（世界保健機関）からの依頼で、施設で暮らす孤児たちの大規模な調査を行った。その結果、母親を失った子どもたちには、栄養や世話が足りていても、発育、発達の遅れや反復行動、自傷行動などの特徴的な状態が認められやすいことを報告し、それを「母性愛剥奪《はくだつ》」によると考えた。その後、さらに研究を進め、母親との愛着が破壊的なダメージを被ることが、問題の根源であると考えるようになり、愛着という概念を確立していった。

その後、多くの研究が行われ、今日では愛着というものが単に心理的な結びつきというよりも、生物学的な現象であるというボウルビーの理論が裏づけられている。また、愛着の障害は何も孤児だけにみられる問題ではなく、普通の家庭で育った子どもでも三分の一程度に不安定な愛着パターンが認められ、それがその子の人生にさまざまな影響を及ぼしていることがわかってきた。そうして生み出された概念が、愛着スタイルである。

「絆」の正体

東日本大震災以降、「絆」ということの大切さが、しばしばいわれるようになった。ところで、絆とはなんだろう。多くの人は、心と心のつながりというようなものを思い描くだろうか。

生物学的にみると、絆をもたない生き物もたくさんいる。絆をもつ生き物は、群れ（家族）で暮らす社会性哺乳類や鳥類などに限られる。そして、この絆の生物学的な実体は何かというと、先述のオキシトシンというホルモンによって生み出される愛着という現象なのである。

近縁の種であっても、絆をもつ種と絆をもたない種がある。たとえば、よく知られているのがハタネズミである。アメリカの草原に住むプレーリーハタネズミは、夫婦や家族は強い絆で結ばれ、大きな群れ（家族）を形成して暮らす。

一方、同じハタネズミでも、山地に住むサンガクハタネズミは、絆をもたない。発情期だけオスとメスは接近し交尾をするが、それが終われば、別々に暮らす。恋はあっても、持続的な愛は存在しないのだ。親子関係も実にクールだ。子どもは母親から離されても無関心で、鳴きもしない。絆をもつプレーリーハタネズミの子どもが、母親から少しでも離されると激しく鳴き叫ぶのとは対照的である。授乳期間が終われば、その先は親子といえども他人である。

われわれ人間も、農村で暮らしている頃は、プレーリーハタネズミ型だったのが、都市に暮らすようになって、サンガクハタネズミ化しつつあるともいえるだろう。近い将来、一人で暮らす世帯がもっとも中心的な世帯となるとされているが、それは社会の絆が弱まっていることのもっとも顕著な表れだといえるだろう。

では、プレーリーハタネズミとサンガクハタネズミの差違を生み出しているのは何か。

それが、オキシトシン・システムの違いなのである。プレーリーハタネズミでは、喜びや快感の中枢である線条体という領域にも、オキシトシンの受容体が豊富なのに対して、サンガクハタネズミでは、喜びや快感の領域に、受容体があまり存在しない。その違いにより、プレーリーハタネズミでは身近な存在と触れ合い、親密な関係をもつことが喜びをもたらし、愛着を維持することができるが、サンガクハタネズミではその仕組みが働かないため、必要最小限の関わりしかもとうとしないと考えられる。

これは、ネズミの話で終わらない。人の場合も、オキシトシン・システムによって絆が支えられているという点では、なんら変わらない。喜びの領域にオキシトシン受容体が豊富に存在する人では愛着をもち、人との親密な関係をもつことが喜びとなるが、それが乏しい人では、他人に対して愛着を感じにくいので、親密な関係をもちにくいのである。

ただし、プレーリーハタネズミにもサンガクハタネズミにも共通して、オキシトシン受容体が豊富な領域がある。それは扁桃体《へんとうたい》や視床下部である。実はこの点に、ストレスと愛着が結びつく生物学的な仕組みの秘密がある。

扁桃体は、恐怖や不安といったネガティブな情動の中枢である。危険を感じたら回避行動を起こすことで命を守ろうとする。視床下部は、自律神経の中枢である。不安になったりストレスを感じると、呼吸が荒くなったり心拍数が増えるのは、扁桃体などからの信号を受けた視床下部が興奮するからである。

オキシトシン受容体が豊富な個体では、同じようなストレスを受けても、恐怖や不安といったネガティブな情動反応が抑えられ、自律神経系の反応も穏やかになりやすい。

しかし、オキシトシン受容体が乏しいと、不安や恐れを過剰に感じやすく、自律神経系も過剰に興奮しやすい。

その結果、オキシトシン受容体が豊富な人と、乏しい人では、ストレスに対する敏感さが異なるのである。

では、オキシトシン受容体が豊富に存在するか、わずかしか存在しないかは何によって決まるのだろうか。一部には遺伝子レベルの要因もある。だが、それ以上に重要なのが、生まれた直後から乳幼児期の養育環境なのである。人間の場合、特に一歳半までが、愛着形成にとって非常に重要な臨界期とされ、この時期に安心と愛情をたっぷり与えられた子どもでは、オキシトシン受容体が豊富に育まれやすいと考えられる。逆に、この時期にネグレクトや虐待を受けた子どもでは、オキシトシン受容体が少なく、オキシトシンの分泌も悪い。その結果、不安を感じやすく、些細なストレスにも敏感に反応してしまう。

そうした子どもたちでは、成長が止まるなど発達の問題を生じるだけでなく、免疫系の働きも悪く病気になりやすい。かつては、母親に育てられない子どもは、ほとんど死んでいた。栄養的には足りていても、なかなか健康には育つのが難しかった。知的発達や社会性の面での発達の遅れもみられやすい。平均以上の素質をもって生まれていても、安定した愛着が育まれ、適切な世話を受けることができなければ、本来の能力を開花することはない。何分の一かの力しか発揮できていないというケースにさえ出合う。

母親を中心とする養育者との間に形成された愛着が、その後の対人関係だけでなく、ストレス耐性や安心感にも影響し、ひいては生涯にわたる健康や精神的な安定を左右するのである。

愛着する対象を失うと何が起こるか

愛着は、その人の安定に寄与するものだが、そこには、背中合わせの危険が存在している。それは、愛着している存在を失うことによる危険である。愛着するがゆえに、愛着対象を失うことは、大きな苦痛をもたらすのである。

ボウルビーは、愛着対象を失うことを「対象喪失」と呼び、特に重視して研究を行った。愛着対象を失った子どもは、最初その人をみつけ出そうとしたり、取り戻そうとして、激しく現実に抵抗する。「抵抗」と呼ばれる最初の段階である。

しかし、それに疲れ果てると、抵抗することを諦めるが、すっかり元気をなくし、自分のなかに閉じこもり、周囲に対して無気力無関心な状態に陥る。それが、「絶望」の段階である。

その状態は時間の経過とともに回復し、愛着対象のことも次第に記憶から薄れ、執着心もなくなっていく。「脱愛着」の段階である。表面的には、回復したようにみえるが、すっかり元通りになるわけではない。愛着対象を失った傷痕《きずあと》が残ることになる。これまで以上に心を開くことに臆病になったり、逆に誰にでも見境なく甘えようとしたりする。親密になることを避けようとする傾向か、過剰に人に頼ろうとする傾向か、いずれかの特性を発展させていきやすい。

幼い頃にそうした傷を受けることがなかった人よりも、愛着に傷を受けた人では、その後の対人関係にも不安定な要素を抱えやすくなる。しかし、たとえ母親がいなくなるという体験をしたとしても、他の人との関係が安定したもので、その人との間に愛着が育まれれば、そうした弊害を避けることができる。

それぞれの体験を積み重ねるなかで、その人独自の愛着スタイルが確立されることになる。

愛着スタイルが安定している人のストレス対処戦略

愛着スタイルは、大きく三つのタイプに分けられる。安定型（安定自律型）、不安型（とらわれ型）、回避型（愛着軽視型）である。それぞれストレスに対する敏感さや、反応の仕方が異なる。

安定型愛着スタイルの人は他者を信頼し、心を開いた関係をもつが、相手に依存しすぎるのではなく対等な関係で、主張すべきことは主張し、折り合いをつけるところは折り合いをつけて、互いを尊重した関係を築いていきやすい。不当なことに対しては怒りや攻撃も示すが、その怒りは問題を解決し、関係をよりよいものにしていくのに役立っている。怒りや攻撃によって、関係自体を壊してしまうという方向には作用しない。

ストレスに対する戦略は、感情的になるのではなく、冷静かつ柔軟なスタンスで問題解決を図ることにより、あるいは問題を前向きに受け入れることによって、ストレスを乗り越えようとする。

愛着スタイルが不安型・回避型の人のストレス対処戦略

不安型愛着スタイルの人は、自分が見捨てられる、嫌われる、否定されるといった不安が強く、相手に過度に依存する一方で、依存している相手に対して不必要に怒りや攻撃を向けがちである。相手の些細な欠点にも、過剰に非難を浴びせてしまいがちだ。そのため、せっかく支えてくれている相手を疲弊させたり、自信を失わせ、最後には信頼関係を破壊してしまうことになりやすい。

ストレスに対する戦略は、過剰に騒ぎ立てて周囲を巻き込むことによって、周囲の力で問題をどうにかしようとする。

対象喪失に対しても敏感で、大きな影響を受けやすい。しかし、自分一人では自分を支えられず、支えてくれる他の人をみつけて、すがろうとする。

回避型愛着スタイルの人は、心を開いた親密な関係を避け、表面的な関係に終始しようとする。愛着軽視型とも呼ばれるように、人との親密な関係といったものに重きを置かず、たいして重要な問題ではないという態度をとることが一つの特徴である。親との関係や、それ以外の対人関係に問題を抱えていても、何も問題ないと思おうとする。

ストレスに対する戦略も、問題に蓋《ふた》をすることによって、傷つくことを避けようとする。大きなストレスが存在しているのに、そのことに気づいていない場合もある。気がついたときには、体の異変にまで至っているということになりやすい。

対象喪失に対しても、一見無関心に振る舞うが、実際には傷を受けている。対象喪失を繰り返すと脱愛着が進み、ますます回避的な傾向を強めることになる。

第三節　フランクルがとなえた「生きる意味」

フランクルが強制収容所体験を乗り越えた境地とは

過酷なストレス状況を生き延びるというテーマにおいて、極めて重要な貢献をなした精神科医として外すことができないのは、ヴィクトール・フランクルである。彼自身、すべての社会的地位も財産も奪われ、アウシュビッツ強制収容所で三年間もの収容所生活を強いられ、妻も親も、すべての家族を失うという極限的な体験をしながら決して正気を失うことなく、それどころか人間に対する愛情や尊敬の念を失うことがなかったという点で、まったく稀有《けう》の存在だといえる。

どういうめぐり合わせか、彼は強制収容所に送られる以前から生きる意味というテーマに取り組み、それを精神医学にとり入れる試みを行っていた。奇しくも強制収容所での体験は、まさに彼の抱いていたコンセプトや方法を試し、実証することとなったのである。

収容所生活からようやく解放されたフランクルは、自分が心のなかの支えとしてきた妻や家族が、すでに亡くなっていたという事実を知ることになる。しかも妻のティリーは、強制収容所に行くことを逃れることもできた。だが夫の説得にもかかわらず、妻は夫と運命を共にしたいという意思を変えず、自らアウシュビッツに送られることを選んだのだ。

強制収容所という極限状態を生き延びたフランクルは、もう一度大きな危機に直面することになる。運命に打ちのめされ、彼は妻や家族の後を追って、せっかく永らえた命を絶ってしまうという危機にもさらされていた。だが彼は、その危機を乗り越えていく。いかにしてそれが可能だったか。

それは、彼が友人に語った次のような言葉に明確に表れているだろう。

フランクルは、友人のパウル・ポラックを訪ねると、自らの身に起きたことしや、妻や両親、弟の死を涙ながらに伝えた後、こう語ったのである。

「パウル、こんなにたくさんのことがいっぺんに起こって、これほどの試練を受けるのには、何か意味があるはずだよね。僕には感じられるんだ。あたかも何かが僕を待っている、何かが僕に期待している、何かが僕を求めている、僕は何かのために運命づけられているとしかいい

ようがないんだ」（山田邦男訳『フランクル回想録』春秋社）

友人は、彼にゆっくりさせるのではなく、すぐに病院での仕事に復帰できるように手はずを整える。そして、彼が以前から取り組んでいた作品を完成させるように勧める。忙しくすることのほうが気持ちの安定につながると考えたのである。

フランクルは、『医師による魂の癒し』を完成させると、その勢いのままに、強制収容所での体験とその考察から生まれた『人間の意味の探究』を、わずか九日間で口述する。心のなかに積もり積もっていたものを、一気に吐き出したのである。それが、『夜と霧』として出版されると、世界的なベストセラーとなる。『夜と霧』は、極限状況における生存を語るうえで、今日でも、極めて評価の高い重要な文献となっている。

彼が同書でたどり着いた結論は、人が生き延びられるかどうか、その人が幸福であるかどうかを左右するのは、生きることにその価値を見出せるかどうかだということである。どんな試練に出合おうと、そのことに意味があると感じることができれば、その人はそれに耐え、それを乗り越えることができる。しかし、それに耐えることにもはや意味がないと思った瞬間、生き延びることは困難になる。

その後、彼は、生きる意味という視点での心理療法を、実存分析と呼ばれる治療法に発展させる。

実存分析でいう生きる意味とは、決して「生きるとは何ぞや」というような抽象的で哲学的な意味のことではない。むしろ、もっと身近な日常の生活において感じられる意味であり、生きがいといってもいいだろう。その人にとって本物といえる人生を送るためには、日々の生活において意味や生きがいを見出すことが必要なのである。

ただ、そこでフランクルが重視するのは、意味とは外から与えられたり、答えてもらうものではないということだ。生きる意味とは、まさに本人が問われ、答えるべき問題なのである。それゆえ実存分析では、本人の責任ということを重視する。責任にこそ、人間存在の本質があると考える。

そのことは、フランクルが態度的価値というものを重視したこととも関係している。フランクルによれば、三つの実存的な価値があるという。一つは、創造的価値であり、新たなものを生み出すことによって得られる充足である。二つ目は、体験的価値であり、楽しみや学びの機会をもつことによって得られる充足である。この二つは、多くの人が価値として知っているものであるが、フランクルはさらにもう一つ、態度的価値というものを加える。態度的価値とは、苦難や試練に出くわしたとき、その人のとる態度に示される価値である。いわば、境地といったものに近いだろう。

たとえ不幸な運命によって、創造的価値や体験的価値を実現することができない状況にあったとしても、態度的価値を実現することは可能だという。「即ちいかに彼がそれに耐え、いかに彼がそれをいわば彼の十字架として自ら担うか、ということが問題なのである。たとえば苦悩のなかにおける勇気、没落や失敗においてもなお示す品位、等の如きである」とフランクルは、その著『死と愛』において述べている。

たとえ何もできない無力な状況に置かれようと、その人は態度的価値を示すことができる。フランクル自身が、そうすることでアウシュビッツという過酷な体験を生き延びたように、試練を乗り越えることができるというのが、フランクルの原体験に基づく信念だった。

過酷な運命にあろうとも、それを自分の人生としての責任において引き受けるという勇気を示すとき、人はむしろそこに生きる価値を見出すことができるというのである。

あなたの生きがい度チェック

このように適応を考える場合、生理的なストレスというレベルから、個人の願望と社会の現実の間の葛藤、さらには生きる意味という価値に関わるレベルまで、重層的なものであることがわかる。

たとえ心身にかかる負担はあまりなく、快適に仕事ができたとしても、その仕事において自分が有能であるという感覚をあまり味わえなかったり、自分の能力や特性を評価されなければ、その仕事に対して次第に意欲をなくしていくだろう。また、たとえ有能だと評価されたとしても、その仕事で成果を収めることに人生の意義を感じられなければ、やはり空虚な人生となってしまい、本当の意味で適応しているとはいえなくなる。

その意味で、その人の人生が本当の意味で適応したものであるかどうかは、生きがいを味わえているかどうかという点にもっとも表れるといえるだろう。

生きがい度をチェックする目的で作られたものに、PIL（Purpose-in-Life）テストという検査がある。PILは、フランクルの理論に基づいて考案されたもので、三つの部分からなるが、そのうちのパートAから十個の質問を抜粋して紹介したいと思う（次頁参照）。

それぞれの項目について、もっとも当てはまるものを、七段階で答えるようになっている。もし生きがい度が低いと判定された場合、創造的価値や体験的価値を高めようとすることも一つだが、むしろ本当に必要なのは、フランクルが見抜いたように態度的価値を高める努力をすることなのである。そうすれば、どんなに過酷な境遇にあっても、その人は価値を失うことはない。生きることに意味を見出すことができるのである。

7. 定年退職後（老後）、私は

前からやりたいと思っていたことをしたい	7
	6
	5
どちらでもない	4
	3
	2
毎日を何となく過ごすだろう	1

8. 私は人生の目標の実現に向かって

全く何もやっていない	1
	2
	3
どちらでもない	4
	5
	6
着々と進んできている	7

9. 私の人生には

虚しさと絶望しかない	1
	2
	3
どちらでもない	4
	5
	6
わくわくするようなことがいっぱいある	7

10. もし今日死ぬとしたら、私の人生は

非常に価値のある人生だったと思う	7
	6
	5
どちらでもない	4
	3
	2
全く価値のないものだったと思う	1

採点と判定

合計得点が、あなたの生きがい度スコアだ（70点満点）。

55点以上	高適応のレベル
40点以上〜55点未満	中度適応レベル
40点未満	不適応が疑われるレベル

質問文は『ＰＩＬ検査日本版』（ＰＩＬ研究会）より引用

生きがい度検査（ＰＩＬテスト）

1. 私はふだん

退屈しきっている	1
	2
	3
どちらでもない	4
	5
	6
非常に元気いっぱいで張り切っている	7

2. 私にとって生きることは

いつも面白くてわくわくする	7
	6
	5
どちらでもない	4
	3
	2
全くつまらない	1

3. 生きていくうえで私には

何の目標も計画もない	1
	2
	3
どちらでもない	4
	5
	6
非常にはっきりとした目標や計画がある	7

4. 私という人間は

目的のない全く無意味な存在だ	1
	2
	3
どちらでもない	4
	5
	6
目的をもった非常に意味のある存在だ	7

5. 毎日が

いつも新鮮で変化に富んでわくわくする	7
	6
	5
どちらでもない	4
	3
	2
全く変わりばえがしない	1

6. もしできることなら

生まれてこないほうがよかった	1
	2
	3
どちらでもない	4
	5
	6
この生き方を何度でも繰り返したい	7

第四節　偏った認知はどうすればいいか

ベックの発見と認知療法の始まり

適応を考える場合、心のもち方というものが大事になるのであるが、心のもち方というものは、本人さえも自覚していないことが多い。青いサングラスをかけている人には、世の中が青っぽくみえているのだが、それに慣れっこになると、青っぽくみえていることさえ気がつかなくなっていく。

アメリカのアーロン・ベックという精神科医は、うつ病の患者を治療するなかで、彼らが実際以上に物事を悲観的に考えていることに気づいた。自分のことを悲観的に考えているだけでなく、世界や未来に対する考えも、悲観的に歪《ゆが》められていた。ベックは、この過度に悲観的な考え方が、そもそも彼らを苦しめている原因ではないのかと思うようになった。そうした悲観的な考えが本当に根拠のある現実的なものなのか、ベックは患者と一つ一つ検討してみることにした。

そうすると、患者は自分の考えが、事実に反していることを認めざるを得なくなり、過度に悪いほうに思い込んでいたことを自覚するようになった。すると、うつ病の症状にも改善がみられたのである。

　こうした経験から、ベックは不適応の要因として、受け止め方や思い込みの要素が小さくなることを認識するようになり、その部分に働きかける治療を行うようになった。それが今日認知療法として行われている治療法に発展する。うつだけでなく、さまざまな適応上の問題にも効果があることがわかってきた。

　われわれ知的生命体は、外界からのさまざまな刺激入力に対して、認知処理を行い、感情や行動といった反応を出力する。反応が適応に役立つものであるか、適応を困難にするものであるかは、認知処理がうまくいっているかどうかにかかってくる。その人の認知（受け止め方）の特性を、認知療法では認知スキーマと呼ぶ。認知スキーマがバランスよく柔軟なものであれば、周囲にうまく適応しやすいが、極端に偏っていたり柔軟性を欠いていると、摩擦を生じやすくなり、適応がうまくいかなくなる。

　しかし、認知というのは半ば自動的に行われる働きなので、当人には自分の偏りというのは気がつきにくい。当人にとっては、それが「常識」であり、当たり前のことだからである。自動的に行われる認知処理は、「自動思考」と呼ばれる。さらに、偏った自動思考の背後には、偏った信念（思い込み）が存在しているのが普通だ。「自分は無能な存在で、どうせ失敗する」とか「自分は取り柄がないので、誰からも愛されない」といった信念を抱いている人では、取るに足りない失敗や他人の些細な言葉も、自分を否定するものとして受け取ってしまいがちだ。

認知療法では、自動思考やその背後にある誤った信念を修正することで問題を改善し、適応しやすくする。

しかし、認知の歪みは長い年月のなかでできあがったものなので、それを修正しようとすると、強い抵抗にあいやすい。認知の歪みが強い人ほど、指摘されても自分の歪みを認めようとしなかったり、問題は周囲にあって、自分にはないといい続けたりする。

だが、根気よく働きかけを続けていくと、最初は抵抗していても、あるときから自分の歪みに気づくようになる。いったん認識が変わり始めると、やがてコペルニクス的転回とでもいうべき大きな変化が起きる。自分の外から降りかかってくると思われていたトラブルが、実は自分のなかの偏りに原因があったのだと気づき始めるのである。もっと人生を楽に、豊かに過ごせる受け止め方を学ぶとともに、根底にある信念も少しずつ変化を始める。

適応を改善していくうえで、偏った認知や信念を自覚して、それを修正していくということは、今日では不可欠なメソッドとなっている。

陥りやすい代表的な認知の偏りを紹介しよう。

あなたを蝕む五つの思考パターン

①自己否定……自己否定は、多くの人にみられる極めて損な思考パターンである。どんなに優れた長所をもっていても、自分を否定的にみている。それが思い込みだということにまったく気づかず、本当のことだと固く信じている。それは多くの場合、周囲からいつも否定的なことをいわれることによって、刷り込まれてしまった間違った信念によるものだ。

自己否定を抱いている人では、そこからさらに否定的な思考が広がっていく。自分は無価値なので、誰からも愛されない。誰も自分なんか助けてくれない。自分がいても迷惑をかけるだけだ。そう思い込むことによって、結果的に行動が萎縮し、実際に否定的な結果しか生み出せず、自己否定を裏づけてしまうことになる。それが、思い込みだということに気づくことが第一である。

②完璧主義……完璧主義も、現代人に広がっている不幸な思考パターンである。それが生存にとって不利なものだということに、あまり気づいていない。完璧主義は、自己否定や自己肯定感の不足を補うために、身につけてきたものであることが多い。また、養育者が無条件の愛情を与えるよりも条件つきの愛情しか与えないことによって、完璧でなければ自分は愛してもらえない、認めてもらえないという思考が育まれてしまっているケースにもよく出合う。

完璧に物事をこなせている間はいいが、やるべきことが増えてついにパンクしてしまうと、完璧でない自分は無価値な存在になってしまい、もはや自分を支えることができなくなる。

完璧主義は、しばしば「すべき」思考とも結びついている。自分がすべきだと思っていることを、すべてその通りにしないと気が済まないのである。

また完璧主義は、白か黒か、全か無かで物事を考えてしまう二分法的思考とも縁が深い。物事をすべてよいかすべて悪いか、どちらかであると考えるのだ。しかし、この思考もまた人間を不幸にする思考法である。すべてよいものなど、この世には存在しない。つまり、どんなものも、すべて悪いものになってしまう。

③自己無力感と依存的思考……不安が強く、自立できていない人が陥りがちな思考パターンが依存的思考である。その根底には自分は無力であるという誤った思い込みと、すぐに人に頼ってしまうクセがある。自分には現実に対処する力がないので、人に頼らなければ生きていけないとか、大事なことは自分で決めるより人に決めてもらったほうがいいと思い込んでいるのだ。

こうした依存的思考は、長年、過保護な養育者に頼り続けたり、横暴な養育者に支配され、自己決定の機会を奪われた結果である。過保護も支配も、主体性を損なうという点で、同じ結果をもたらす。

実際には、自分一人ではできないというのは思い込みにすぎず、実際にやってみれば自分でなんとかなるし、訓練を積むことによって自己決定力や自立能力も高まる。

依存的思考には、さまざまなバリエーションがある。その一つは、運命論的思考である。どうせ自分の運命は決められているので、自分にはどうすることもできないと思い込むことで、自分が責任を引き受け、主体的に判断し行動することを放棄してしまう。すぐに占いに頼ったりするのも、依存的な思考の表れだといえる。逆にいえば、占いに頼っている限り、人は幸福にはなれない。自分の力で幸福になろうと決意し、そのために知恵と力を使い始めたとき、運命は変わり始める。

幸福幻想と呼ばれる思考パターンも、主体的努力を放棄したという点で、依存的思考の一つである。幸福幻想とは、努力しなくても自分にいつか幸運が訪れて、自分は幸せになれると夢みることである。そのために必要な努力をするわけでもなく、ただ白馬に乗った王子様がおとぎ話のように現れるのを待っているのだ。残念ながら、そんな魅力に欠ける人の前に王子様が現れることはない。

④過度な一般化と過剰反応……一つか二つのことから全部がそうだと思ってしまったり、一

つ悪いことがあると全部悪いことだとみなしてしまう過度な一般化も、適応を妨げ、不幸を生む認知パターンである。うまくいかないことが一回か二回続いただけで、もう永久によいことなど起こらないように思って諦め、絶望してしまう破局視や、よいことはみずに、悪いことだけみてしまう選択的抽出も、一連のものだといえる。逆に過度に理想化したり、信用しすぎてしまう場合もある。

人は心の余裕をなくしているときは、過度な一般化に陥りやすい。傷ついているときは、すべてが敵に思えるし、救いを求めているときは、詐欺師も救世主に思える。過度な一般化のクセをやめ、事実を客観的にみられるようになるだけで適応が容易になり、日々の生活が楽になる。そんなふうに変化すると、どれだけ自分が事実を捻《ね》じ曲げて物事をみていたかに気づくようになる。

⑤混同思考（自分と他者／事実と感情の混同）……自分と他者の境目を自我境界というが、その境目がしっかり確立されていない場合、自分と他人の立場を混同したり、事実と自分の気持ちを混同したりしやすい。そうした未成熟な人格構造は、幼い子どもでは普通にみられるが、成人してもそうした構造が残っているのである。親が支配的な場合も、過保護すぎる場合も、親と子との人格の境目が曖昧になりやすく、こうした問題が生じやすい。子どもの安心感を守

りつつ、主体性を尊重する関わり方をしてこなかった結果である。ただし、精神障害や心の理論が未発達な発達障害をともなう場合には、障害によってそうしたことが起きやすくなる。

頻度が高く、典型的な認知パターンとしては、自分に関係のないことまで自分が原因だと思ってしまう自己関係づけ、自分に原因があることまで周囲のせいだと感じてしまう投影的責任転嫁、悪意がないことまで悪意をもったことのように感じてしまう被害的認知、自分の感情的な印象で物事を結論づけてしまう感情的論法がある。

ここに挙げた以外にも、さまざまな認知の偏りというものを人は抱えている。それを自覚して過度にならないように修正することで適応が改善し、暮らしやすくなり、チャンスも開けてくるのである。

世の中とうまく折り合いをつけるには

この章では、適応が抑圧した葛藤や欲望によって妨げられること、優越したいという願望と受け入れられたいという願望がうまく折り合えないと不適応を起こしやすいこと、人とのつながり方を知らずしらずに決めている要因が幼い頃の体験に影響されていること、自分の生き方に意味を見出せるかどうかによっても適応が左右されること、さらには物事を受け止める際の偏りによっても適応が妨げられ、それを修正することで生きやすくなることをみてきた。

これらは突き詰めていくと、自分と他者や世の中との折り合いをつけることだといえるだろう。うまく折り合いをつけることがよい適応につながる一方で、折り合いのつけ方に無理があったり、本質を外していたり、偏っていたりすると、さまざまな不具合が生じやすくなるということだ。

うまく折り合いをつけるためには、自分が何を欲しているのかをよく知る必要がある。同時に、相手や周囲が何を求めているのかということについても、よく知る必要があるだろう。

また、自分の折り合いのつけ方の偏りを認識して、それを成功率の高いものに変えていくことも大事だといえる。

実際、後の章でみるように、適応障害の治療を行っていく場合に必要になることも、そうした作業であり手順なのである。

第三章　発達特性と適応障害

　前章では、自分と世の中の折り合いのつけ方が、結局適応の成功にも、適応の失敗にもつながるということをみた。その場合に、その人特有のクセや偏りがあって、それがまずい折り合いのつけ方と結びついていることをみた。人とのつながり方のスタイルや認知の偏り、思考や行動パターンというものは、後天的に身につけた部分が大きいが、生まれもった特性も少なからず関わっている。養育や教育の影響も大事だが、それだけでは、そうした偏りをすべて説明することはできない。遺伝的特性や脳の器質的特性といった生物学的要因も無視できないのである。

　本章では、遺伝的特性などによって生じる発達特性がどのように適応を左右するかをみていき、発達特性のマイナス面を補い、プラス面を活かすには、どうした点に配慮することが必要かを考えていきたい。

不安が強い人、失敗するのが恐い人

「○○障害」「○○症候群」という診断名は、あたかも確固とした実体をもつものに思われるかもしれないが、実は寄せ集めのものに仮に名前をつけたものにすぎない。実体として存在しているのは、さまざまな遺伝子レベルのバリエーションであり、各遺伝子タイプと結びついた遺伝的特性である。一部には、さまざまな偶発的要因（脳にダメージを起こすような感染症や低酸素状態など）で起きた器質的病変の影響も含まれる。

そうした特性のなかには、発達障害と必ずしも関係しないが、多くの人が躓きやすい発達の課題と結びついているものもある。

たとえば、その一つは、不安の強い遺伝子タイプである。不安を感じやすいか、あまり不安を感じないかは、遺伝的にほぼ決まっており、セロトニン・トランスポーターの遺伝子多型との関係がよく知られている。日本人では、不安を感じやすいタイプが三分の二を占め、三分の一の人は、特に不安を感じやすい。

不安を感じやすい遺伝子タイプの人では、依存的になりやすかったり、自立のハードルが少し高くなる。人見知りや緊張も強いので、場慣れするのにも時間がかかる。傷つきやすく、そのことを引きずりやすい。当然ストレスを感じやすく、回復にも時間がかかる。適応障害のリスクも、不安を感じにくい人より高いといえる。

このタイプの人は、誰かに頼ることや、あらかじめ心配をして万全な備えをすることで、それを補おうとすることが多い。それはうまく活用すれば、よい特性でもある。

また、不安の強い傾向は、損害回避という特性とも結びつきやすい。損害回避は、少しでも失敗する危険を冒すよりも、安全確実なほうを優先する傾向で、慎重で用心深い傾向と関係しており、生まれもった要素がある程度強いと考えられている。

ただし、環境的な要因も無視できず、神経質で不安の強い養育者から、いつも失敗することの危険をいわれ続けたり、失敗して非難されたりする体験が重なると、損害回避の傾向が強まり、臆病になってしまう。もって生まれた遺伝的特性を強める方向で、養育環境が影響するか、それとも弱める方向で影響するかによって、同じ遺伝的特性をもっていても大きな違いが生まれる。

損害回避が強まると、無理なチャレンジをして失敗したら大変だとか、恥をかくくらいなら、何もしないほうがいいという信念をもちやすく、その結果、消極的な人生戦略に陥りやすい。自分の能力や可能性のごく一部しか開花できないということになりやすい。

また損害回避が強い人では、衝突や摩擦を避けようとして、養育者や重要な他者の意向に従順になりすぎ、自分の考えや気持ちを主張するのを抑えてしまいやすい。よい子として生きていくという戦略をとるのだが、短期的にはうまくいっても、長い目でみると自分の主体性やアイデンティティが曖昧になり、自立が困難になるなどの弊害も出てくる。

不安が強かったり損害回避の傾向が強い人が、適応障害を避けるうえでカギとなるのは、親密な人との安定した関係である。安全基地となってくれる人がいることで、生活がうまくいきやすい。逆に依存し、愛着している人との関係がぎくしゃくすると、その影響を強く受けてしまうので、まずその部分の安定が重要である。

また、このタイプの人は、人に気を遣いすぎて気疲れしてしまうので、対人関係が増えすぎたり濃くなりすぎると、マイナス面が強まりやすい。自分を支えてくれる特別な人との関係は例外として、それ以外は比較的少数の人とあっさりとした関わりに留めるようにしたほうが、適応がうまくいく。

不安の強い傾向をもつ子どもでは、愛情不足に敏感で、安心感が脅かされやすい。愛着が不安定になったり、母子分離がうまくいかず依存的になったりしやすい。幼い頃ほど安心感を与えてたっぷり甘えさせ、小学校以降は自立をはかっていくように心がけるとよい。

新しい刺激を求める傾向とADHD

発達や性格と関係が深い遺伝的特性の一つに、新奇性探究《しんきせいたんきゅう》がある。新奇性探究は、新しい刺激を求める傾向で、ドーパミンD４受容体の遺伝子タイプとの関連が知られており、繰り返し配列が長いタイプの人では、新奇性探究が強い傾向がみられる。

新奇性探究の強い子どもは、親にとっては育てにくいところがあり、幼児期には親に対して不安定な愛着を示しやすく、学童期には注意欠陥／多動性障害（ＡＤＨＤ）になりやすい。さらに青年期になると、非行や薬物乱用に陥る危険が高い。好奇心で手を出して、そのまま薬物に依存してしまいやすいというだけでなく、小さい頃から否定的な扱いを受けやすく、薬物に避難場所を求めてしまうことも要因になっていると考えられる。

ただし、新奇性探究の傾向が強い子どもも、共感的で安定した環境で育つと、行動上の問題が増えることもなく、親との関係も安定していることが報告されている。

この遺伝子タイプの人にみられやすい問題として、気が散りやすく不注意になりやすいこと、相手の話や文書の内容をじっくり理解せずに印象で判断して、大きな勘違いをしてしまうこと、じっとしていることがストレスに感じられ、根気や集中が続かないこと、乱雑な傾向や整理が苦手な傾向がみられやすいこと、対人関係が気まぐれで愛着が薄く、移ろいやすいこと、危険な刺激を求めて失敗しやすいこと、などが挙げられる。

その一方で、冒険やリスクを好み、直観力や行動力にも優れている。

新奇性探究の強い遺伝子タイプをもつ人は、十人に一人くらいおり、遊牧民や過去に大移動を経験した民族では、その割合が高いことが知られている。つまり、この遺伝子は、平和な時代には適応を妨げる要因にもなるが、動乱の時代には、生き延びるうえで有利なのである。

新奇性探究の強い人では、そもそも定住生活があまり向かないようで、また単調なデスクワークなども、このタイプの人にはまったく向かない。不注意のためミスを連発してしまうし、本人にとっても、じっと一カ所に坐っていることは大いにストレスになる。

絶えず動きながらできるような仕事の仕方が向いている。新しいものを追い求めるということは、裏を返せば愛着が薄いということでもある。実際、人にも土地にも愛着が乏しい傾向があり、引っ越しや仕事を変わることも、むしろ活力剤になる。

逆に一カ所に縛られすぎると、このタイプの人は強みを発揮できず、平均以下の成功しか収められない。方々を飛び回るような仕事や次々と新しい出会いがあるような仕事が合っているといえる。正確さを求められる仕事より、大ざっぱな感覚でできる仕事が向いている。管理や整理が苦手で、物は乱雑になりやすく、また時間やスケジュールをうまく管理できないため、遅刻や締め切りに間に合わないといったことが起きやすい。

このタイプの人はマイペースなので、組織のなかで働くよりも自営業が向いている。このタイプの人で成功している人は、たいてい自営業やフリーで仕事をしている。組織でうまくやるためには、事務的な処理を肩代わりしてくれる秘書的な存在が必要になる。

このタイプの人が管理職になると、思いつきの行動により周囲が振り回されたり、管理が滞ってしまうため、円滑な組織運営が難しい。それは逆にいうと、昇進するにつれて、このタイプの人はストレスを感じやすくなるということだ。そうした点をわきまえている人は、下積み時代が終わると、さっさと独立する道を選ぶ。若くして起業する人も多い。冒険を恐れないという面を活かし、また自分のペースでやれるので、そのほうがストレスが少ないのだ。

だが、安全志向が強まるなかで、このタイプの人が組織に留まり続けるというケースも昔より増えている。その場合、なかなか苦しい思いをしがちだ。このタイプの人は減点法で採点されてしまうと、ミスが多いのでどうしても不利である。宮仕えや勤め人には向かないのである。特に上司が厳格なタイプの場合、息が詰まるような思いをすることになる。のびのびと仕事をして初めてこのタイプの人は強みを発揮できることを考えると、とても不幸な状況である。

独立に備えて、若い頃から資格の取得や技術的修練を計画的に進めていったほうがよいだろう。

事務処理能力や整理整頓などに難点を抱えやすいが、そうした点は訓練と習慣によってある程度克服できる。その場合のポイントは、仕組みやルールを作り上げ、それを守る習慣をつけることである。また、自分が苦手な点に優れた人をパートナーとすることで、うまく短所を補うことも大事だ。

世界のホンダを創業した本田宗一郎は、若い頃は相当にやんちゃで、何度も命を失いかけるような目にも遭っている。恐らく発達特性としては、このタイプの典型と推測される。物作りは天才的だが、勉強は苦手で、経営も最初はどんぶり勘定だった。小さな町工場の間は、それでなんとかなっても、世界的な企業に成長することは難しい。そこで出会ったのが、藤沢武夫である。藤沢は経理のプロであり、会社を管理する能力に長けていた。その二つの才能が補い合って、大発展が可能となったのである。

特殊な才能をもつ学習障害

新奇性探究の傾向は、しばしば学習障害と同居する。学習障害は、勉強が苦手ということではなく、全般的な知能に比べて、ある特定領域の学習能力が著しく低い状態をいう。たとえば、知能は正常かそれ以上なのに、文字をたどたどしくしか読めなかったり、漢字が書けないというケースである。いわゆる発達障害のなかで、もっとも頻度の高いものである。なかには多動や不注意をともなわない場合もあるが、三分の二くらいは多動で不注意で衝動的な傾向をともない、注意欠陥障害やＡＤＨＤ（注意欠陥／多動性障害）を合併している。

読み書きが困難な読字障害（書字障害）、計算や数学的概念の理解が困難な算数障害が代表的なものである。新奇性探究が高いタイプの人は行動優位で、体験から学習するという特性をもつ。文字や数字や記号で物事を理解するというのは、なじまないところがあるのだ。

長い進化の歴史において、そうした特性をもった人が一割程度いるということは、そうした特性が生き残りに有利だったからである。ところが、誰もが勉強をし、文字や算数を習うという時代になったために、特性とのミスマッチが起きているのである。その意味では、全員に同じことを学習させようとする制度のほうに無理があるともいえる。

つまり、「学習障害」という診断は、誰もが同じ教育を受けるという制度の副産物だといえる。あまり「障害」と否定的に考えず、特性として有利な面を伸ばしたほうが、本人のためにも社会のためにもなるだろう。

不思議なもので、学習障害がある人には、必ず別の面で強みとなる才能が存在するものである。俳優のトム・クルーズやアメリカ大統領のジョン・F・ケネディ、ビジネス・コンビニのキンコーズを創立したポール・オーファラにも学習障害があったことが知られている。トム・クルーズには読字障害が、ケネディには書字障害があり、オーファラには、ADHDと重症の読字障害があった。

原因がわかると克服法がみえてくる

さまざまなタイプの学習障害があるが、問題をよく調べていくと、基本的なことに課題を抱えていることが多い。たとえば目を動かす、目で追いかけるといったことである。そのために人と注意を共有できない、うまく読めない、うまく書けない、書き写せないといった問題を生じる。それが積み重なって、学習障害だけでなく、社会性の障害にもつながってしまう。というのも、この後の項目でみるように、注意を共有するということが、社会性の発達の最初のステップだからである。

凝視するということが困難な場合もある。集中力に課題を抱えた子では、じっとみるのが苦手で、すぐに視点が動いてしまう。そのため、よくみないで、瞬間的な印象で物事を判断し、ケアレスミスをするということが増える。ミスが続けば、誰だってやる気も自信もなくなる。その積み重ねで、「学習障害」が生み出される。

また、気づかれにくいタイプの学習障害として、聞き取りの能力が低いケースが挙げられる。このタイプでは話の一部しか頭に残っておらず、電話の内容が適切に理解できなかったり、伝達ミスが起きやすい。

検査をしてみると、聴覚的なワーキングメモリーが低いということが多い。ワーキングメモリーは、聞き取ったことや読み取ったことを一時的に蓄えておくメモ的な記憶である。メモ用紙が小さすぎるために、長く話されたりすると、最後の部分しか覚えていないということが起きる。

ワーキングメモリーが低い場合には、メモ帳を積極的に活用することが大事になるし、わかったふりをしないことも大事だ。聞き取りにくかったことは必ず尋ね直すようにし、また最後に要点を復唱するようにして、聞き漏らしを防ぐ。

だが、このタイプの人では、聞き取りながら書くといったことも苦手なことが多く、専用のトレーニングが必要である。しかし、残念ながらそうした治療を実施している医療機関はほとんどないのが現実である。

筆者のクリニックでは、学習障害の原因を細かく分析するとともに、各人に必要なトレーニングを個別のプログラムで行っている。いわばオーダーメイドの治療である。学習面での改善だけでなく、行動面や情緒面、社会性の面での改善がみられるのが面白い。

こだわりが強い人、ものすごく過敏な人

遺伝的要因が強いとされるもう一つの特性として、固執性が挙げられる。固執性は、一つのことにこだわり、同じ行為を繰り返そうとしたり、同じ状態を維持しようとする傾向である。固執性がしばしば適応の妨げとなることは、容易に想像がつくだろう。固執性は逆の言い方をすれば、柔軟性の乏しさともいえる。

どうやら道を間違えたと気づいても、なかなか立ち止まって、方向転換できない場合がある。間違えたと薄々わかっていても、惰性で進み続けてしまうのだ。相手が嫌な顔をしているのに、

同じことをいい続けてしまう場合もある。アプローチの方向を変えないと、相手に受け入れてもらえないとわかっていても、同じ方法で相手を説得しようとし、ますます逆鱗《げきりん》に触れてしまうということもしばしば起きる。

方針や方向を状況に応じて柔軟に切り替えるということは、意外に難しい。固執性が高い人では、間違ったと思うとよけい焦って、同じ間違いを繰り返してしまうということも起きやすい。この方法がダメなのだから方法を変えないといけないとわかっていても、切り替えられないのだ。

また一つの考えや視点にとらわれ、相手の考えや視点を受け入れることができないという場合もある。そのためコミュニケーションがうまくいかず、自分の主張に固執し続け、うまく妥協ができずに孤立してしまいやすい。自分のそうした傾向を指摘されても、なかなか認めようとせず、自分の固執性を改善する方向には向かいにくいのも特徴だ。

その傾向を無理に変えようとするよりも、まずはその人の特性として尊重し、安心感を与えたほうが、結果的に柔軟性が高まるということはしばしば経験する。無理強いすればするほど、頑《かたく》なになってしまいやすい。そこでカギを握るのは、他者との共感的な体験を積み重ねることによって、他者と気持ちを共有できるようになることのように思える。

固執性は、前頭前野の機能と関係が深いことが知られている。前頭前野の働きが悪いと、固執性が強まりやすい。固執性の強い傾向がみられる状態としては、自閉症スペクトラムや強迫性障害、強迫性パーソナリティ障害、妄想性障害、妄想性パーソナリティ障害、てんかんなどが代表的なものである。

自閉症は、社会性やコミュニケーションの障害や固執性を特徴とする状態で、比較的軽症のものも含めて自閉症スペクトラムと呼ぶ。強迫性障害は、特定の行動（強迫行動）や考え（強迫観念）を繰り返さずにはいられない状態で、何度も鍵を確かめるとか手を洗い続けるといったものが典型的である。強迫性パーソナリティ障害は、秩序や義務に対する強いこだわりをもち、融通が利かず、自分のやり方を相手にも押しつけようとして、周囲と軋轢を生じやすいタイプである。妄想性障害は、思い込みにとらわれ、そのことばかりを考え続け、次第に考えがエスカレートしていくタイプの障害で、かつてはパラノイア（偏執症）と呼ばれた。妄想性パーソナリティ障害は、疑り深く、身近な人であっても信じることができないタイプで、思い込みにもとらわれやすい。

障害と診断されるレベルでなくても、固執性の傾向をもった人は、かなりの割合いるであろう。固執性の高い人は、執着気質やメランコリー親和型気質とも呼ばれ、愛着した存在との関係を大切にし、それを失うことに強いストレスを感じる。愛着対象を失うことは、うつになるきっかけともなる。

したがって固執性の高い人では、環境が変わることに対して激しい抵抗を感じやすい。慣れた行動や環境を、そのまま保持しようとする。急に環境が変わったりすると、強いストレスを感じ、ときにはパニックになってしまう。環境の変化に柔軟に対応できないのだ。

このタイプの人にとって、配置転換や転勤は大きなストレスになり、また不適応を起こすきっかけともなりやすい。そうならないためには、日頃から自分の幅を広げる努力をしていたほうがよい。

たとえば、このタイプの人は、外食するにしても同じレストランの同じ席で同じ料理ばかり頼むということを何年も続けたりする。そうすることが、このタイプの人にとっては安心だからだ。

しかし、そうした適応戦略は、逆に適応の幅を狭めてしまう。ときには店を変えたり、注文の料理を変えたりしてみることが行動パターンを変え、適応力を活性化させることにもなる。たかが料理と思うのは間違いである。一事が万事に通ずで、取るに足りないように思えることでも、そこで小さな変化を起こすことが、大きな変化につながっていく。

ただ、その一方で、一度に多くのものを変えてしまうことは安心の拠り所を失い、ストレスをあまりにも高めてしまう。環境が変わるような場合にも、一部には慣れ親しんだ物や慣れ親しんだ人とのつながりを保つようにして、何もかもが急激に変わってしまわないことも大事である。

固執性としばしば同居しやすいのが、過敏性である。音や臭い、環境の変化といったことに対して過敏な傾向は、発達特性に課題を抱えた人には広くみられやすい。過敏性も、生物学的な要因が強い特性である。

こうした過敏性はアレルギーと同じで、他の人にはどうもない刺激でも、本人にとっては著しいストレスとなってしまう。周囲に理解されず、我慢を無理強いされると、よけいに過敏性が強まってしまう。むしろ本人の特性として配慮し、安心できるようにしたほうが、過敏性も次第にやわらぐことが多い。

孤独であることを好む人

人は通常、他人と行動を共にしたり、おしゃべりをしたりすることに喜びを覚える。それゆえ人は他人と交わろうとするし、寄り集まって村や町を作り暮らそうとする。ところが、人によっては、一人のほうが気楽で快適だと感じる場合もある。

その場合にも、原因はさまざまで、あまり構われずに育ったことによって、回避型愛着スタイルを身につけたことによる場合もあれば、遺伝子による場合もある。遺伝子レベルの原因で起きる場合にも、さまざまな変異や多型が原因となり得る。

その一つとして知られているのが、DISC－1（ディスク・ワン）遺伝子の変異である。この変異をもつ人では、社会的無快感症の状態が生じやすいことがわかっている。つまり、人と一緒にいることが喜びとして感じられない。その結果、人と行動を共にすることに興味を示さず、孤立的に振る舞ったり、協調性を欠いたりしやすい。この変異をもっている人では、統合失調症や自閉症になるリスクが増大する。

この遺伝子以外にも、近年注目されているのは、オキシトシン受容体遺伝子の多型である。いくつかの多型が知られているが、あるタイプの多型をもつ人では、対人関係に消極的で、不安が強く、聞き取りの能力が悪い傾向がみられる。これらの特徴は、自閉症スペクトラムの人にみられやすい特徴でもある。

オキシトシン受容体は愛着とも深い関係をもつが、遺伝子レベルの変異によりオキシトシン受容体の機能が低下することで、愛着が育まれにくい体質になるのだろう。

昔から、社交を好まず、孤独を愛するシゾイドと呼ばれる気質のもち主が少なからずいることが知られている。その一部は、遺伝子レベルの影響により社会的無快感症があり、一人を好むものと思われる。

ただし、そうした遺伝変異をもっていても、障害レベルと診断される人は数パーセントかそれ以下にすぎない。不利な遺伝子がいくつも重なったり、不利な環境要因が重なったときに初めて障害と呼べるほどの強い偏りを示すのである。つまり、遺伝子レベルですべてが決定されているわけではない。社交を好まないからといって社交を避けるのではなく、適度にそうした機会に触れるように努めることによって社会的機能が活性化され、むしろそうしたことが好きになったり、得意になるということさえ起きる。

母親と表情で会話できるか

社会性やコミュニケーションのもっとも原初的な段階は、母親と目をみつめ合わせ、表情でコミュニケーションするということである。母親が笑いかけると、笑いだす。いないいないばーに反応して面白がるといった反応は、情緒的応答というコミュニケーションの第一歩が踏み出されていることを示している。

もしこの段階で、ちっとも目を合わせようとしなかったり、母親の表情の変化にも関心を示さないという場合には、その最初の第一歩がまだ踏み出せていないということになり、十分な注意が必要になる。

まずは、目をみて語りかけるという刺激を増やしたり、本人の些細な行動にも反応を増やし、関わりを豊かにする努力が大切だ。まだこの時期なら、それで挽回《ばんかい》できる場合もあるからだ。

だが、この段階をクリアしているからといって、すっかり安心というわけではない。社会性の発達がうまく進んでいるかどうかは、生後九カ月頃に、次の重要な分岐点を迎える。それは、共同注意という発達課題がうまくクリアされているかどうかである。

共同注意とは他の人と注意を共有しようとすることで、たとえば母親がみつめているものを一緒にみようとする。母親の注意に関心を払い、同じものに注意を払おうとする。定型的な発達を遂げている子どもでは、そうしたことがこの時期に来ると、自然にみられるようになる。

ところが、自閉症スペクトラムの子どもでは、この共同注意がうまくいかない。母親の向ける関心には上の空で、自分のみたいほうをただみているか、ぼんやりしている。母親が「ほら、みて」と呼びかけても、無関心か母親のいわんとしていることが理解できない。

共同注意が重要なのは、この段階がクリアされて初めて、他の人と関心を共有するということが可能になるからだ。そこからコミュニケーションの新たな段階が始まる。母親の発する言葉と対象物を結びつけ、状況のなかで言葉を覚えていくというプロセスが始まるのだ。また、相手の意図や感情を理解する能力である心の理論が育ってくることにもつながる。定型発達の子どもでは、四歳までには心の理論が確立し、相手の立場に立って意図や気持ちを理解するということができるようになるが、自閉症スペクトラムの子どもでは、八歳から十歳くらいまでかかることになる。

共同注意がスムーズに生じるかどうかの違いが、なぜ生まれるのかということについて、一つの有力な説明は、関心を共有することが喜びとなる子とならない子がいるのではないかということだ。共同注意の障害は、自閉症スペクトラムの子どもを早期に発見するうえでも、非常に重要なマーカーと考えられている。そこには前項で述べたような遺伝的要因の関与が推測される。

しかし同時に、母親から虐待を受け、混乱型愛着を示す子どもでも、共同注意があまり認められないこともわかってきた。虐《しいた》げられた環境で育っても、他人に対して無関心になり、共同注意が障害されるのだ。どれだけよく世話をされたかは、共同注意の活発さと比例するのである。

このように、遺伝要因と養育要因の両方が影響し得るのである。

アスペルガー症候群と適応障害

先述のように、自閉症スペクトラムは社会性の障害と固執性を特徴とする状態であるが、そのなかでも知能が正常で、言語的な発達に遅れがみられないものを、アスペルガー症候群と呼んでいる。

アスペルガー症候群は、能力的には他の人に遜色《そんしょく》のないどころか、特定の領域については誰にも負けないような興味と知識を備え、専門分野で秀でた能力を示すことも多い。人を扱うのは苦手でも、物や数字を扱うのは得意で、また日常的な会話はぎこちないが、抽象的な言葉を駆使するのには長けているということもしばしばだ。そのためＩＴ技術者やエンジニア、研究者などとして活躍する人も多い。

ただ、対人関係の面で消極的であったり、うまく周囲と協調できず孤立したりしやすい。また固執性が強く、興味が狭い傾向もあり、双方向のコミュニケーションをしたり、妥協をはかったりするのがうまくできず極端な反応をしてしまい、自分で自分を追い詰めてしまう場合もある。神経が過敏な傾向もあり、ストレスを受けやすい。

こうした特性のため、せっかく優れた才能をもっていても、それがなかなか活かされず、適応障害を起こすケースも増えている。企業としても、こうしたタイプの才能がうまく活用できず、うつ病などにしてしまい、潰してしまったのでは、将来の発展を阻害することにもなる。なぜなら、このタイプの人たちこそ、もっとも専門性と独創性に富み、飛躍とブレークスルーをもたらす人たちだからである。このタイプの人をいかに上手に使いこなすかが、企業にとっても大きな課題となっている。

そこで必要になってくるのは、企業の仕組みに彼らを合わせようとするのではなく、このタイプの人の特性を踏まえたうえで、企業の仕組みを彼らに合わせていくことである。

シリコンバレーでは、自閉症スペクトラムの有病率は一割を超すという数字も示されている。

これは、その地区の児童の有病率である。IT企業で働く人ではもっと高いだろう。彼らが破《は》綻《たん》なく働けているということは、それらの企業での環境が、このタイプの人にとって働きやすいものとなっているということだ。その代表的な仕組みとして、フレックス・タイムやSOHOスタイルの働き方が挙げられるだろう。

また、業績評価の方法を、主観的なものではなく客観的な評価にするということも重要だろう。他の社員や上司に好かれるとか嫌われるとかではなく、いくら数字を上げられたかという点で競争させたほうが、このタイプの人にとっては受け入れやすいからである。

その点、日本企業も徐々に変わり始めているとはいえ、まだ横並び意識が強く、平均的な能力を求めがちだ。偏った能力を活かす体制は、まだまだ不十分だといえるだろう。

このタイプの人が適応障害を起こさずにうまくやっていくためには、社会性の面での弱い部分と固執性や過敏性という特性を理解した対応が重要になる。家庭や学校においてであれ、企業においてであれ、基本は同じである。

社会性の面での弱点を補うためには、コミュニケーションを促したり、助けたりする存在が重要になる。大学の研究室ではメンター（本人を精神的にも支える教育係）の制度を採り入れているところが多くなっているが、メンターやバディ（先輩として面倒をみたり、アドバイスをする存在）といった役割を担う存在が、困ったことがあればすぐに相談に乗って助言を与えたり調整に乗り出したりすることが、破綻を防ぐうえで非常に有効である。

メンターやバディが安全基地としてうまく機能すれば、それだけで、彼らは安心して過ごすことができる。

医療機関などでカウンセラーがそうした役割を担うこともできる。筆者のクリニックでは、医師とともに担当カウンセラーが、そうした役割を担える仕組みを作っている。

もちろん、彼ら自身の社会的能力を高めることも重要だ。その能力がないというよりも、社会的な関わりに関心が乏しいため、訓練を怠ってきたという面が強いように思う。実際、社会的スキルが非常に低いと思われる人でも、そうしたトレーニングを行うと、顕著に変化する例を数多くみてきた。

もう一つの課題は固執性や過敏性である。まずは本人が安心でき、ストレスが減らせる環境を整えることを優先すべきである。

こちらが本人に合わせる努力をする。秩序だった生活のルールや仕組みを作り上げ、それをあまり乱さないように一つの流れとして行っていく。そして安心感が十分に育まれてきたら、少しずつ変化する余地を増やして、決まりきったパターンから徐々に幅をもたせるように心がけていく。

思春期以降、本人は自分の傾向を自覚するようになり、意識的にそれを変えていこうとする時期がやってくる。目覚めの時期だ。個人差があるが、自分を変えたいという気持ちをもつようになれば、それは変化の大きな原動力となるので、その気持ちを活かす方向に働きかけやトレーニングを行っていく。

第四章　パーソナリティ・タイプと適応障害

遺伝的特性と環境因子が影響し合いながら、その人の考え方や行動のスタイルができあがっていく。それが、パーソナリティ（人格）である。十代半ばまではまだ流動的であるが、十八歳を過ぎる頃から次第に固まり始め、二十代前半までには、ほぼその人のパーソナリティは固定したスタイルとして確立される。パーソナリティには、発達の特性も愛着スタイルも反映され、最終的な様式を作り上げる。

パーソナリティの違いは、適応戦略の違いでもある。それぞれのパーソナリティが、それぞれの適応戦略をもっているのだ。したがって、適応を考える場合、パーソナリティの特性を念頭に置いて、対処の仕方を考えていく必要がある。あるタイプのパーソナリティの人に有効だからといって、別のタイプのパーソナリティの人にはまったく通用しないということも起きるからだ。

それぞれのパーソナリティの人がもつ信念と適応戦略（方略とも呼ばれる）についてみていきながら、どういう点で適応が行き詰まりやすいか、どういう介入が有効かを考えていこう。

回避性パーソナリティと適応戦略

【特徴と陥りやすい落とし穴】

回避性パーソナリティは、傷つく危険を極力避けるという適応戦略を特徴とするスタイルである。チャレンジすることも、責任を負うことも、闘うことも、失敗して傷つく危険があるのですべて避けようとする。それによって、心の平安を保とうとする。他人とは表面的なつき合いだけをして深入りを避け、また実力よりずっと下の仕事やポジションで満足し、負担が増えるのを嫌う。

こうした消極的な戦略をとるのも、根底には自分に対する評価が低いためである。自分は能力も長所もないので、どうせ失敗してしまうという思い込みがある。こうした思い込みは、小さい頃からできなかったことばかりあげつらわれ、傷つけられ続けた結果であることが多い。「褒められたことがない」という人が多いのも、そのためである。

いかにも安全第一の適応戦略であるが、皮肉なことに必ずしも安全を守ってはくれない。小さいうちに雑菌にたくさん接触していれば、抵抗力を身につけることができるのに、大人になって感染すると、弱毒の菌でも命取りになりかねないのと同じように、危険を避けることが、かえって危険を生んでしまう。傷つくのを避けようとすることで、ますます傷つきやすくなる。それが適応のニッチを狭めてしまうことになる。

実際、回避性パーソナリティの人は、しばしば適応障害を起こす。不登校や出社困難をきたす人の割合が高いタイプの一つだ。うつや不安障害にもなりやすい。そこには、不安を感じやすい遺伝的要因も関係しているだろうが、苦手な状況を避けることで、ますます適応力を低下させてしまうのだ。

【適応を改善するポイント】

このタイプの人は、自分にとても自信のない人である。自分を実際よりも、ずっと低くしか評価していない。伏し目がちに、他人の目につくことを避けるように生きている。スポットライトを浴びたくないわけではないが、実際浴びるとなると、それ自体がプレッシャーになってしまう。

褒められたいと思っているが、褒められるのも重荷になる。褒められると、次に失敗できないと思ってしまうからだ。期待されること自体が重荷なのだ。誰にも気づかれないところで、気楽にやっていたい。そのくせ心のなかでは、人から認められたいと思う。もっと華やかな成功を願う気持ちもある。だが、それは想像するだけでたくさんだ。

まず、否定的な評価をすることは、絶対避けねばならない。できていないことを指摘するよりも、できたところを指摘するようにする。ただし、褒めすぎてそれがプレッシャーにならないように、淡々と結果を告げるだけでよい。期待をかけるような言い方をするのは得策ではない。そんなことをすれば、そのプレッシャーから逃げ出したくなってしまう。

このタイプの人が適応障害を起こすのは、大抵、何か失敗をしたり、否定的な評価をされたりして乏しい自信がさらに打ち砕かれたときである。もう自分はダメだという気持ちとともに、再び失敗して叱責されたり、笑われたりすることの恐怖で、体が動かなくなってしまうのだ。

それゆえこのタイプの人が躓きから立ち直るためには、自信を回復するプロセスが必要である。失敗したことで躓きを挽回できれば、それにこしたことはないが、それができれば苦労はしない。このタイプの人は失敗したことがトラウマになりやすいので、そこに向かっていくということは一番ハードルが高い。

むしろ最初は失敗したこととと無関係なところから始めて、本人が自分にもできることがあると思えるようにすることが大事である。

依存性パーソナリティと適応戦略

【特徴と陥りやすい落とし穴】

依存性パーソナリティも、自分に自信がもてないという点では、回避性の人に似ている。ただ、その自信のなさを補うために、別の戦略を用いる。誰かに頼ることで、安心感を確保しようとするのだ。そのために相手に逆らわず、合わせようとする。そうすることで相手に受け入れられ、庇護《ひご》を得ようとするのだ。

依存性パーソナリティの人は、自分は無能なので、一人では何もできないと思い込んでいる。そして、判断し指図してくれる人の言いなりになることで、不安から逃れようとする。

こうした適応戦略が身についてしまったのは、子どもの頃から親に支配され、親の言いなりになることがもっとも都合よかったからである。自分を主張したり自分の気持ちを表したりすれば、ひどい目に遭うことのほうが多かったからである。自分の意思や気持ちはいわず、相手の意のままになっていたほうが気に入ってもらえると思い込んでしまったのだ。

しかし、この戦略は明らかに危険な面をもつ。自分が言いなりになった相手が善意の人物であればあまり悪いようにはされないだろうが、万一悪意をもっていたり、利用するという誘惑に負けてしまった場合、いつの間にか搾取を受けてしまう。金品を貢がされるだけでなく、犯罪の片棒を担がされたり、心理的、性的に支配されたりする場合もある。

また、依存性パーソナリティの人は、相手の顔色をみて機嫌をとってしまうので、気疲れしやすい。サービス精神が旺盛で、自分のことを後回しにしてでも人の世話をするということも起きやすい。適応障害やうつも少なくない。

したがって、このタイプの人は、対人関係で疲れてしまうということが起きやすい。対人関係に依存し、関係が濃くなるにつれて、それがストレス要因にもなる。距離が保たれている最初のうちはとてもうまくいくのだが、距離が縮まるにつれて頼みごとを引き受けすぎてしまったり、八方美人に振る舞いすぎた結果、複雑な人間関係のなかでにっちもさっちもいかなくなってしまう。

【適応を改善するポイント】

相手に合わせ、相手に頼るという戦略は、言い換えれば自分の意思をもたないか、もっていたとしても表明しないという戦略である。それによって、相手に気に入られたとしても、結局、自分自身の人生を生きることはできない。借り物の人生に終始することになる。そうした誤魔化しは、いずれ行き詰まることになる。自分の意思を曖昧にしているうちに、自分の意思というもの自体をもてなくなっていく。「よい子」に振る舞うことが、このタイプの人の適応を実は妨げてしまっているのである。

自分の考えをいうことは、ときに非難を受けたり反駁《はんばく》されたり、一部の人を敵に回したり愛顧を失ってしまうかもしれないが、もっと大事なものを自分に取り戻すことになる。それは自分で考え、判断し、自分の責任で行動するという主体性である。主体性を取り戻すことが、このタイプの人の適応を結果的に改善することになる。

だが、長年相手に合わせることに慣れっこになっている人が、急に自己主張しようとしても、うまくできるものではない。そうすることで不安を感じることも多い。

その場合は、相手の主張を受容しつつ、自分の意思も伝えるという言い方を用いるとよい。「確かにそれも真実だと思うが、～という面もあるような気がする」「まったくあなたのいう通りかもしれないが、私は～でありたいと思う」といった言い方だ。

このタイプの人がそうした主張をしたときは、周囲がそれを大切に扱うことで、最初は弱々しいものである自己主張が、次第にしっかりとしたものに育っていく。そうなると、周囲から支配されるということも減っていく。自分でやろうと思えば、なんだってできるということに気づくようになる。人任せにしていたことが、自分の問題解決能力を低下させていたことに気づく。

このタイプの人が自分を主張し始めるとき、それまで依存していた人とは、次第に反りが合わなくなることも多い。それは、その人本人がそれだけ自立したことの証《あかし》でもある。

強迫性パーソナリティと適応戦略

【特徴と陥りやすい落とし穴】

　強迫性パーソナリティは秩序やルールへの強いこだわりを特徴とするタイプだが、その適応戦略は、自分で判断し行動することに対する自信のなさを、約束事や計画や前例といった既成の路線を忠実に守ることで補うことにある。このタイプもまた、自分で考え行動することには不安が強いのである。しかし、依存性パーソナリティのように人に頼るのではなく、既存の枠組みやルールに頼ろうとする。それによって、自分で判断することの不安を免れる。

　このタイプは、小さい頃から、自分で判断して行動することよりも、決められた通りのことをすることを評価されてきた。その瞬間瞬間を楽しむことよりも、計画や予定通りに物事を行うことに重きが置かれてきた。もちろん、固執性といった遺伝的特性も関係している。また不安を感じやすい性向も絡んでいることが多く、その不安を決められた通りに行動することで軽減している。

　この戦略は巨大な組織を管理する場合には不可欠なものである。長期的な展望をもって大きなプロジェクトを進めたりするのにも適している。巨大化した社会をコントロールするためには、私情をさしはさまず手順通りに物事を遂行することが求められる。正確にルールに忠実に仕事を進めることができるこのタイプは、組織が大きくなればなるほど、不可欠な存在である。

しかし、このタイプは、アドリブで行動したり、自分の気持ちを表現したりすることを苦手とする。プログラムがなければ動けないロボットと同じように、感情のままに自然に振る舞うということが難しい。つまり、職業人としては有能でも、プライベートで親密な領域になると、ぎこちなさや不器用さが目立つことになる。正論をいいすぎることで、周囲から煙たがられるという面もある。このタイプの人が適応障害を起こす場合、よくあるパターンは、周囲の濁りや曖昧さに適当に合わせたり妥協したりができず、無用の摩擦や孤立を生じてしまうことによる。

もう一つの大きな要因は、義務感や責任感が強すぎることからくる。無理をしてでも仕事を決められた通りに全うしようとして、オーバーワークになってしまいやすい。適当に手を抜くということができない。昔から、このタイプの人は、もっともうつになりやすいタイプである。

【適応を改善するポイント】

このタイプの特性を活かしつつ、適応を改善するうえで特に重要になるのは次の二点である。

まず、周囲との軋轢を減らし、煙たい存在とならないために大事なことは、ルールという面からばかり物事をみるのではなく、人間的なぬくもりや柔らかさを大切にするということである。事情を汲んで例外を受け入れたり、ねぎらいや共感の言葉を意識的に増やす。
また、会話の内容も、客観的な知識ばかりではなく、ほどよく自己開示したり、自分の感想や気持ちをいうようにする。相手の事情や気持ちに関心を示すように心がけ、一緒に楽しむという気持ちで会話し、正しいことやもっともらしいことばかりいわないようにする。特に、自分の流儀や価値観を押しつけないように注意する。このタイプはそのつもりはなくても、いつの間にか説教になってしまうということが多いからだ。

他方、責任感や義務感の犠牲にならないためには、どうしてもやらなければならない仕事を優先して行い、すべてを完璧にやりこなそうとしないことが重要である。

一日の最初に優先順位の高いものからやるべきことのリストを作り、一つずつこなしていく。その日にできないことが出てきても仕方がないと諦め、次の日に先送りしていく。やるべきことをすべてすることが一番よいことなのではなく、少ない労力で効果的に動き、心のゆとりを失わないことが一番大切だということを肝に銘じ、我《が》武《む》者羅《しゃら》にやりすぎず、自分が期限内に最終的にやれる範囲の見当をつけ、それを念頭に動いていく。

いくらしなければならないことであっても、無理なことは無理であると割り切り、無理な要求をされた場合にも、責任上やるしかないと思わないようにする。自分がやるしかないと思ってしまうのがこのタイプの思考の特徴であるが、実際には周囲には暇を持て余した人がたくさんいたりするのである。その人ばかりが精根《せいこん》をすり減らす必要などまったくない。「無理だ」と一言いえばいいのである。

自己愛性パーソナリティと適応戦略

【特徴と陥りやすい落とし穴】

自己愛性パーソナリティは、誇大な万能感や自己顕示性、他者に対する共感性の乏しさ、身勝手な搾取を特徴とするもので、自分を他者よりも一段と高い特別な存在とみなすことで自分を守ろうとする自己愛的防衛を、適応戦略の特徴とする。現実の自分がどうであれ、誇大な願望や理想が、あたかも自分が特別である証とみなされ、一段と低い存在である他者をそのために利用することは当然だと考える。

小さい頃から、他者との和合よりも、特別に優れていることや一番であることを求められたり評価されて育っている場合や、養育者自身が特別なプライドをもち、他者を見下している場合もある。また、劣等感を誇大な願望によって補償していることが多く、なんらかの劣等意識や恥辱的体験が背景にみられることも多い。

他者に優越し、特別な存在たろうとする自己愛的防衛戦略は、適応戦略として優れた一面をもつ。大きな成功を成し遂げるうえでの原動力なることも多い。だが、その一方で、自己愛的防衛戦略が、適応戦略として行き詰まる危険と背中合わせであることも否めない。

他者に対する不遜《ふそん》な態度や思いやりの乏しさは、必然的に孤立を招きやすく、周囲からの助けや引き立てを受けにくくしてしまう。周囲との摩擦や軋轢が起きやすくなる。そこでもまた自己本位に相手を打ち負かそうとする戦略をとりやすいが、たとえ議論や争いに勝ったとしても、ますます人望を失い、四面楚歌の状況に自分を追い込むことになりやすい。

都合よく相手を利用したり搾取することで、さしあたり利益を得ることができたとしても、いつかは背信や反発を招き、落ち目になったときにいっきに背を向けられ、破滅を加速するということになりかねない。

もう一つ陥りやすい状況は、現実と願望が大きく隔たってしまう場合に起きやすい。現実から期待するような満足を得られないことで、自分の「王国」に引きこもり、そこで代償的満足を得ようとするのだ。「王国」では、その人の言いなりになってくれる家族を家来として、暴君のように君臨したり、ファンタジーやバーチャルな世界に代理的な願望充足を求める。

自己愛性パーソナリティの人がストレスに出合ったときにみられる典型的な反応は、善と悪の二分法的処理である。自分にとって好都合なものは善きものとして自分と同一化し、自分にとって不都合なものは悪しきものとして排除される。そのプロセスにおいては、必然的に現実を歪めて受け止めてしまうことになる。自分の誇大自己を安心させるのに都合のよいことは受け入れ、誇大な願望を傷つけてしまうようなものは事実であれ人であれ情報であれ、シャットアウトする。空想と現実の区別は曖昧になりやすく、都合よく現実を書き換えるために、空想が活躍することも多い。現実を冷厳に眺めるよりも、都合よく事実を誤魔化してしまうところがある。

自己愛性パーソナリティの人は、自己の誇大性を傷つけるもの、批判や辱《はずかし》め、賞賛が得られない状況に対して、強いストレスを感じてしまう。ことに、その人の自己愛を支えている存在を喪失したときに、そうした状況が加わると、ダメージを受けやすい。

否認や否定によって、現実の問題と向き合うのを避けるということも起きやすいものだ。正当な批判であっても、それは根拠の乏しい言いがかりだと思ってしまう。そして、耳を貸そうとせず、不当な目に遭わされたと受け止めてしまう。そうすることで心が傷つけられるのを避けるのだ。

そうした対処によってはどうにもならないくらいに状況が深刻さを増すと、次に起きる反応は、自己愛を慰撫《いぶ》してもらえるものを外に求めようとすることだ。たとえば、自分に対する批判を否定し、自分を賞賛してくれる人物を探そうとしたり、自分を庇護してくれる存在にすがりつこうとする。そうすることで、どうにかして傷ついた自尊心を回復しようとするのだ。

そして次なる段階は、先に述べたような二分法的対処である。自分に都合のよいものは自分と同一視し、高く評価し、都合の悪いものは排除し、低い評価しか与えない。自分と同一視した理想的な存在に対しては熱意をもって接近しようとするが、自分の理想から外れたものに対しては軽蔑や優越感、冷酷さをもって報いる。

そうした防衛によってもうまく対処できないと、自己愛性パーソナリティの人は自分を保つことができなくなり、まとまりを失って破局を迎える。恥辱感や抑うつ、無力感、パニック、混乱、離人症、妄想的状態、自己破壊的行動などを呈することになる。

自己愛性パーソナリティの人は、自己の不滅性といった理想の自己像への願望が強く、それが脅かされる状況に対して敏感であり、脆弱である。さらに自分が死に対して怖気《おじけ》づいているということを認めることも、さらに自己愛を傷つけてしまうため、二重に死と向き合うことが困難である。

自己愛性パーソナリティの人は、自分は特別だ、自分は他の人とは違う例外的な存在だと考えることで、自分を守ろうとする。

問題に向き合うのが苦手な自己愛性の人の場合、代償的な解消に走りがちである。問題があることさえ認めたくない。そのため肝心な問題を放置しがちである。それが間接的な形で、さまざまな症状や異変となって表れる。

しかし、現実に起きている、あるいは起きてしまった事実を整理し、何が問題であるかを明確化したほうが、曖昧なままにしておくよりもよい場合が多い。

たとえば、ギャンブルに手を出して損害が出たとしよう。自己愛性パーソナリティの人は、自分のプライドを貶める現実に向かい合いたくないので、いくら負けているのかさえ考えないようになる。勝ったときの心地よい記憶だけを過大視し、不都合なことは思い出そうとしない。だが、そうしながら、心のどこかでは不安を抱えている。その不安から逃れようと、損を取り戻すという幻想にすがって、さらに勝負を続けようとする。

【適応を改善するポイント】

自己愛性パーソナリティの人を元気にするうえで大切なことは、まず批判せずに賞賛することである。その人の優れた点や願望を理解し、共感的な肯定を与える。そんなふうに肯定されるだけで、このタイプの人は、元気を取り戻していきやすい。

支え手となる人から十分な賞賛が得られたほうが、他の人に対して共感的で思いやりのある態度をとれるようになっていく。

逆に、その人の身勝手なところや自己愛的な考え方を非難し、否定ばかりすると、絶えず諍《いさか》いや口論が起きるようになり、他の人に対してもますます思いやりのない、冷たい態度をとるようになる。

その意味で、自己愛性パーソナリティの人が伸びていくためには、欠点にばかり目が行き、ネガティブなことばかりいってしまう人は、あまりよいパートナーや支え手ではない。そうした人をパートナーにもつと、自己愛性パーソナリティの人は安心感を得られなくなり、力を発揮できなくなる。愛着不安の強い人からみると、自己愛性パーソナリティの人は思いやりや気遣いが足りないと感じられ、ますます責めてしまう関係になりやすい。

自己愛性パーソナリティの人は、自分の弱点や問題に向き合うのが苦手である。それをまともに指摘して、改善するように求めても、問題に向き合うどころか、問題を指摘する人を「自分を理解してくれない人」「不当な批判者」とみなして、自分の目の前から排除しようとしてしまうだろう。欠点を指摘することは、その人が特別に選ばれた不滅の存在だという自己愛的理想を傷つけてしまうからである。それでは、事態を改善することにも、その人の助けになることにもならない。

自己愛性パーソナリティの人は、何をいわれるかということだけでなく、どんなふうにいわれるかということに対して、とても敏感である。同じことを指摘するにしても、その人のプライドを傷つけないように最大限の配慮をし、その人のことをとても大切に扱っているということが伝われば、少し耳の痛い、向き合いたくない問題であっても、向き合うことができる場合もある。

逆に、あまり傷つくことのないような問題でないとしても、伝え方が悪いと、侮辱されたとか辱めを受けたと受け取ってしまう場合がある。

相手の言葉に、賞賛のニュアンスがあるのか、それとも非難や批判のニュアンスがあるのかということにとても敏感なのである。問題点を指摘することが必要な場合も、賞賛のニュアンスを保ち、批判のニュアンスにならないように配慮することが重要になってくる。

もう一つ重要なのは、相手がどれくらい自分に関心をもっているかということに、とても敏感だということだ。少しでも醒めた態度やうんざりしたようなそぶりをみせたりすれば、それだけで傷つき、不安や怒りの感情をもつようになる。互いの話は、ますますすれ違う方向に向かってしまいやすい。

自己愛性パーソナリティの人が困難を抱えやすいのは、仕事や学業よりも、家庭や結婚生活、子育てにおいてである。

自己愛性パーソナリティの人は、知らずしらず相手を召使いや奴隷のように扱ってしまいやすい。ある時期までは従ってくれたとしても、それが積み重なると次第に反発が強まり、ついには反旗を翻《ひるがえ》されるという事態に至ってしまう。そうなってしまうと、思い通りに動いてくれないことに対してますます苛立ちを強め、軋轢が激しくなる。破綻は時間の問題である。

主体性の侵害ということも起きやすい。自己愛的な親に育てられた子どもは、親が自分の一部分のように扱おうとするため、子どものなかに独立した自分という感覚が育ちにくい。

一人っ子や特別な期待を背負った子どもの場合、自分の重要性についての感覚が肥大したまま成長しやすいため、家族によって守られていない環境にさらされたときに、戸惑いや衝撃を味わうことになる。本人の自己感覚の肥大を助長するような空気のなかで育った子は、現実の限界に出合ったとき、大きな壁にぶつかることになる。

演技性パーソナリティ障害と適応戦略

【特徴と陥りやすい落とし穴】

演技性パーソナリティは、身体的な魅力やセックスアピールを強調することで、周囲の注目を得ようとするタイプで、周囲から注目されない自分は価値がないという信念を抱いている。演技性パーソナリティの適応戦略は、他者の注目や関心を惹起《じやつき》することで自分の価値を認められようとするものであり、肉体的な魅力やパフォーマンスといった、表面の部分にとても重きを置いている。

そうした傾向が異常なまでに強まったのは、無条件に自分の価値を認めてもらえず、肉体的な魅力や人に注目されるようなことをしたときだけ振り向いてもらえたという体験によるところが大きく、関心不足な境遇で育ったことが背景にあることが多い。また、親のどちらかが、美しさや性的魅力に重きを置く人であることも多い。

注目されようとするあまり、ときには自分を貶めたり、社会生活に支障が出るような場合もある。その一つは、虚言がしばしばみられることである。自分の経歴を華やかなものに偽ったり、逆に不幸な身の上をでっち上げたりして、注目や同情を買おうとする。ときには病気や被害者を装うことで、関心を得ようとする場合もある。

注目されようとする欲求が強すぎるために、放縦《ほうじゅう》に性的関係を求めたり、表面的なお世辞や有名になれるという言葉に騙されて、うまく利用されてしまう場合もある。身体的な理想を追求しようとして、摂食障害にもなりやすい。

過呼吸発作やヒステリー（身体表現性障害）や、うつになってしまう人も少なくない。特に、注目される機会が少ない、地味な生活に置かれると、生きている気がしなくなり、うつ状態に陥ることがある。外で華やかに働いていた女性が、結婚して主婦になったときにうつ状態を呈する場合があり、「カゴの鳥」症候群と呼ばれるが、このタイプの人は、そうした反応を起こしやすい。

【適応を改善するポイント】

適応を改善するポイントとしては、肉体的、性的魅力といった表面的な価値から、精神的、内面的な価値へとシフトしていくことが重要である。また、平凡で地味なことにも喜びを見出せるように、身近なことを大事にする習慣を培っていく。家事や料理、掃除、園芸や家族の世話といったことが楽しみになれば、バランスがぐっとよくなっていく。

もう一つは、社会的な活動や仕事を通して、注目されたいという欲求を建設的な形で昇華することである。うつになっていた女性が都心のオフィスに通って働き始めると、すっかり元気になるという場合もあるし、やはり鬱々《うつうつ》として過ごしていた女性がボランティアで司会をしたりステージ活動をしたりするようになって、生きがいを取り戻したというケースもある。

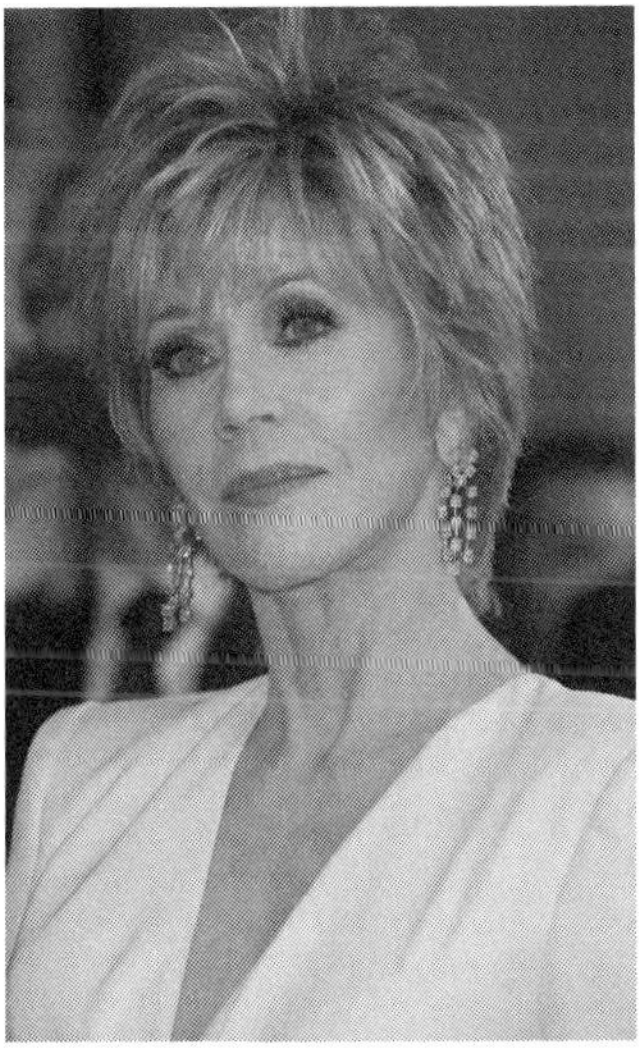
ジェーン・フォンダ（©AFP＝時事）

ジェーン・フォンダの場合

二度のアカデミー賞主演女優賞に輝いたジェーン・フォンダは、摂食障害やうつに苦しめられたことで知られている。彼女は完璧な肉体をもつことに強いこだわりをもっていたが、そのこだわりの原点は母親のみじめな離婚にあった。母親は美貌の女性だったが、俳優のヘンリー・フォンダと結婚し、二人の子どもに恵まれたものの、家庭に入ってからは不幸だった。夫の浮気に悩まされ、夫の関心をつなぎとめようとして受けた豊胸手術の失敗で、胸には無惨な傷痕ができてしまった。

夫から離婚を申し渡され、悲嘆にくれる母親は、その傷痕をジェーンにみせて、わが身の不幸を嘆いたという。そのときジェーンは、子ども心に、こんな母親は嫌だ、母親がこんなみっともない体をしているから父親から捨てられるのだ、私は絶対こんなふうにはなりたくないと思ったという。

その母親は精神を病んだ後に、ジェーンが十二歳のとき自殺。しかし、ジェーンは涙すら流さなかった。そのとき押し込めた気持ちが、後に彼女をうつで苦しめるようになる。

彼女は自らの内面を掘り下げるとともに、女優としてだけでなく、子どもを救う活動などの社会的活動を通して、次第に心の安定を取り戻していったのである。

境界性パーソナリティ障害と適応戦略

【特徴と陥りやすい落とし穴】

境界性パーソナリティ障害は対人関係や気分の両極端な変動、見捨てられることへの強い不安や自己否定、自傷や自殺企図などの自己破壊的行動を特徴とする状態であり、破壊的な行動化によって周囲は振り回されたり、いつの間にかコントロールされることになりやすい。

境界性パーソナリティ障害の適応戦略の本質は、自分の要求を叶《かな》えてくれないのなら死んでしまうという言い方に特徴的に表われているように、自分の命さえも駆け引きに使い、捨て身の覚悟で、自分の欲求を叶えようとすることだといえる。

どうせ見捨てられるのなら、先手を打って、お前をひどい目に遭わせてやると相手を困らせる行動をしたり、激しい怒りをぶつけたりする。

こうした戦略は、すべて見捨てられるという恐れや心の痛手から、自分を守るためのものだといえる。境界性パーソナリティ障害の人に限らず、少し情緒不安定で、極端な反応をする人なら、ときどきそうした反応をしてしまうことがあるだろう。

こうした戦略は、その人を支えようとしている身近な存在をコントロールするうえでは、とても強力な武器となり得る。本人が危険なことや過剰反応をしないように、周囲は機嫌をとろうとするからだ。しかし、本人に対して特別な関心をもたない人に対しては、何の力ももたない。つまり、その人を受け入れた関係のなかでしか適応できないことになってしまう。

逆にいえば、親密な関係になると、問題が生じやすいということだ。境界性パーソナリティ障害の人では、距離を置いた関係ならば問題がなかったのに、親しい関係になると急に依存したり、不安定な行動が目立ち始めるということが多い。

短期的には、それで相手を思い通りコントロールできるのだが、長期的には相手が疲れ果て、本人との関わりを断念したり拒否するようになりやすい。つまり、本来の適応という意味では、あまり賢明でない戦略だといえる。それでも、そうすることをやめられないのは、目先の淋しさや不安が強すぎて、長期的な損得よりも短期的な損得で動いてしまうということがある。それは、幼い頃に見捨てられたり、不安定な境遇で育ったことによって、無条件に安心するということができなくなっていることによる。

【適応を改善するためのポイント】

境界性パーソナリティ障害の人は傷つけられることに対して過度に敏感で、些細な言葉や素振りを自分に対する否定や拒否として受け止めてしまう。相手の言葉を、否定的に受けとめすぎないことが、生きづらさを減らし、適応しやすくするうえで大切である。傷ついたと感じたとき、少し悪く受け止めすぎていないか振り返ることが大事だ。助けてくれようとしている人まで、自分の敵のように思ってしまわないことだ。

さらに根本的な改善のためには、見捨てられるという不安が思い込みであり、もっと相手を信用していいのだということを心から納得できるようになることである。そのためには、いつも変わらないスタンスで関わってくれる人との関係が重要である。

妄想性パーソナリティと適応戦略

【特徴と陥りやすい落とし穴】

妄想性パーソナリティは、人を信じられないことを特徴とするもので、過度な猜疑心《さいぎしん》や秘密主義、偏執的な信念といったことも特徴である。妄想性パーソナリティの適応戦略は、人を信じたり心を許さないことで、自分の身を守ろうとする。その根底には、他人は油断のならない悪意をもった存在だという思い込みがある。背景には、裏切られたり、攻撃されたり、辱められたりして、深く傷つく体験をしていることが多い。

人を信じないという適応戦略は、身を守るという点で短期的には損害を避けることにつながるが、長期的にみると、人との信頼関係から得られるもっと大きな利益を失うことになり、結局、あまり賢明とはいえない戦略である。周囲のせっかくの助力や協力も拒否してしまい、自分から孤立を招いてしまいやすいのだ。

【適応を改善するためのポイント】

このタイプの人が適応しやすくなるためには、防衛を緩め、自己開示をしたり、人を信頼し、任せる努力をしなければならない。しかし、それが容易ではないのは、心を開くと傷つけられるのではという不安が強まってしまうからだ。それに耐えるだけの強さと安定を、日々の生活のなかで培っていく必要がある。

しかし、実際問題、すぐにできることではない。このタイプの人でも、もう少し無理なくできる適応戦略として、ここまではオープンにしてもよいというラインを作って、その範囲で、少しずつ自己開示する訓練をする。しかし、開示しすぎないようにして、秘密を知られたという不安が高まらないようにする。そのことで何かいわれても、動揺しない自信がある範囲で開示していく。こちらが個人的な話をすれば、周囲も親しみをもってくれるようになるものである。ただ、徐々にそれを行うことで、距離が縮まりすぎて、相手を独占したいという気持ちに陥らないように気をつける。自分の情報を告げたからといって、相手が特別な存在になるわけではないのだと割りきる。そうした訓練を積むことで、徐々に自我の強度を高めていく。

周囲も、このタイプの人からは、自分から話しださない限り個人的なことを話題にしたり、聞いたりしないということが原則である。自分のことを打ち明けると急に依存的になりやすいので、そこはやんわりと線を引いて、相手に敬意を表しつつ受容しすぎないようにし、安全な距離を保つ。

もう一つ大事なことは、相手の行動に悪意の証拠を探すのではなく、善意に解釈する努力をすることである。不愉快に思える行動も、その大部分は意図せざるして行われるものである。それを「馬鹿にされた」「わざとやった」と思い、悪意に受け止めてしまうと、苦痛が強まってしまう。他人は自分が思っているほど、他の人のことなど考えている暇はない。誰もが自分のことで精いっぱいなのだ。自分のことで悩んでいて、相手に対する配慮を怠ったとしても、それは別に悪意があるわけではない。

そういい聞かせ、自分のなかに頭をもたげそうになる悪い解釈を、よい解釈に変えていけるようになると対人関係も楽になり、周囲からも受け入れられるようになり、人生もうまくいきやすい。

こうした特性は、妄想性パーソナリティ障害の人に限らず、もっとマイルドな形で多くの人に傾向として存在している。人を信じられなくなったり、人がみんな敵に思えたり、人の言葉や行動に悪意を感じてしまうことは誰にでも起こり得ることである。その場合も、ここで述べたことが当てはまるのである。

第五章　あなたの適応力をチェックする

「メンタルの強さ」とは何か

前章まで、ストレスや適応を左右するさまざまな要因やそのメカニズムをみてきた。ストレスに対する抵抗力には、ストレスそのものよりも、その人を支える絆や基盤が関わっているし、その人がどんなふうにストレスや試練を受け止めるかということによっても、苦痛の程度はまったく違ってくるのである。

まさにメンタルの強さとは、受け止め方による部分が大きいし、同時に、他の人にどれだけ頼り、支えられているかによる部分も小さくないのである。そうした点も加味して、この章ではあなた自身のストレスに対する耐性、メンタルの強さをチェックしてみたいと思う。

精神医学で近年よく用いられるメンタルの強さを表す言葉に、レジリアンスというものがある。

バネに重りをかけると、バネは負荷の大きさに比例して伸びる。重りがなくなると、元の状態に戻る。これが弾性《だんせい》（レジリアンス）である。ところが重りが大きすぎると、弾性限界を超えてしまい、バネは元に戻らなくなってしまう。ストレスと心の関係にも同じことがいえる。ある範囲のストレスならば、それがなくなれば元の状態を回復する。しかし、限界を超える大きな負荷がかかったり、比較的小さな負荷でも、それが長期間かかりっぱなしの状態になると、元に戻らなくなってしまう。

したがって、一つ大事なのは、ストレスの大きさや持続期間が限度を超えないということである。負荷が大きすぎないということと同時に、休養やリフレッシュのための時間がとれているかということも重要になる。

だが、同じようなストレスがかかっても、もちこたえられる人と潰れてしまう人がいる。相当な荷重がかかっても少し休めばすぐ元気を取り戻す人もいれば、些細な荷重でもバネが伸びきってしまう人もいる。それは心自体の強さに差があるためである。

心の強さとは、言い換えれば傷つきにくさや、たとえ傷ついても回復する力である。それを、バネのレジリアンス（弾性）になぞらえて、心のレジリアンス（立ち直る力）と呼ぶわけだ。レジリアンスが大きい人では、ストレスや逆境にも強く、失敗や挫折をはね除けて、粘り強く生き抜いていくことができる。

うつなどの精神疾患にならないためにも、またそうした状態から回復していくためにも、レジリアンスを高めるということが、とても重要になるのである。

そこで、レジリアンスを左右する七つの要素について、チェックしてみよう。

メンタルの強さをはかる――チェック1

当てはまるものをすべて選んでください。

①うまくいかないことがあっても、成功を信じて進んでいきますか。
②幸福に感じるときより、不満や怒りを感じることが多いですか。
③人の長所を褒めるより、悪口や批判をよく口にしますか。
④自分は他人より劣っていると思うことが多いですか。
⑤楽しい話をよくしたり、よく笑いますか。
⑥自分は恵まれた人間だと思いますか。
⑦どうせ自分の人生はうまくいかない、と思うことがありますか。
⑧現在の暮らしに満足や感謝を覚えることが多いですか。

①+1点　②−1点　③−1点　④−1点　⑤+1点　⑥+1点　⑦−1点　⑧+1点

これは、認知の傾向が、ポジティブかネガティブかをチェックするものである。得点の合計がプラスになるほどポジティブであり、逆にマイナスになるほどネガティブな傾向が強い。合計得点がマイナスの人は、ネガティブな認知に陥りやすいといえる。

ポジティブな認知の傾向をもつ人はポジティブな感情を抱きやすく、行動もポジティブで、他人に対してもフレンドリーになりやすい。

ネガティブな認知の傾向が強い人はネガティブな感情にとらわれやすく、他人に対しても必要以上に防衛的になったり、攻撃的になりやすい。表面的には従順に振る舞っても、内面に反発や攻撃を抱えやすい。

こうした認知の傾向は、気持ちの安定だけでなく、対人関係にも微妙に影響する。さらには、傷つきやすさやレジリアンスと深く結びついている。ネガティブな認知が強いと、些細なことで傷つきやすく、また立ち直るのに手間取りやすい。ポジティブかネガティブかといったことは些細な性格の違いのように思うかもしれないが、実はその違いがレジリアンスの違いを生み、それが人生の幸福度や社会的成功、ストレスへの敏感さや健康さえも左右してしまうのである。

ネガティブな認知の傾向が認められる人は、この機会に修正していこう。認知の偏りは、自覚と努力によって変えていけるのである。

そのためにも、さらに詳しく認知の傾向を分析する必要がある。一口にネガティブな認知といっても、そこにはいくつかの要因が絡んでいるからである。

メンタルの強さをはかる――チェック2

当てはまるものをすべて選んでください。

①できたところよりも、できていないところに目がいくほうですか。
②楽しい気分でいても、何か悪いことがあると、急に不機嫌になったり、落ち込んでしまいますか。
③欠点がみえると、急に熱が冷めてしまいますか。
④一度でも失敗すると、がっかりして、もうやる気がなくなってしまいますか。
⑤同じ人をとても好ましく思ったり、とても嫌に思ったりしますか。
⑥中途半端なことをするくらいなら、しないほうがいいと思いますか。
⑦平凡な人生より、特別な人になりたいですか。
⑧白黒をはっきりつけないと気持ちが悪いほうですか。

これらの質問項目は、完璧主義や二分法的認知の傾向をみるものである。4項目以上該当する場合には、その傾向が認められ、6項目以上では、その傾向が強い。

二分法的認知とは、全か無かの認知ともいい、すべてよいかすべて悪いかが、両極端に裏返ってしまうものをいう。二分法的認知は、しばしば完璧主義と結びついており、少しでもダメなところがあると、全部がダメに思えてしまう。

ネガティブな認知の人には、完璧主義や二分法的認知がひそんでいることが少なくない。すべてがよいものだけしか認めないという完璧主義で他人や物事をみると、大抵のものは不完全で、悪いものとなってしまう。つまり、人にしろ物事にしろ、欠点や悪いところばかりみてしまい、不満や怒りを抱いたり、攻撃的になったりしやすいのである。不安定な対人関係や離婚、虐待のリスク要因にもなる。その矛先《ほこさき》が自分に向かうということも多く、うつや自己破壊的な行動につながる。実際、二分法的認知や完璧主義は、うつや自殺念慮のリスクを高める。この不幸な認知からも早く卒業しよう。

メンタルの強さをはかる——チェック3

当てはまるものをすべて選んでください。
①つらいことがあっても、すぐ忘れるほうですか。
②同じことをくよくよ考えるほうですか。

③ケンカをしてもすぐに仲直りしますか。
④何か嫌なことがあると、何日も引きずってしまいますか。
⑤人にいわれたことを、いつまでも覚えているほうですか。
⑥嫌なことより楽しいことを考えるほうですか。

①+1点　②−1点　③+1点　④−1点　⑤−1点　⑥+1点

このチェック項目は、否定的な体験にとらわれやすい傾向をみるためのものである。合計得点がマイナスの人は、否定的体験を引きずりやすい。こだわりやとらわれの強さは、不快な体験をいっそう苦痛なものにし、ダメージを大きくしてしまう。とらわれの少ない人であれば、翌朝には忘れてしまうようなことでも、とらわれの強い人は、何年もそのことを覚えていて、何度も何度も思い出しては、そのたびに不快な思いにとらわれてしまう。ダメージが蓄積していきやすく、人に対しても不信感や否定的な感情をもちやすい。

もう起きてしまったことをくよくよと何度も考えてしまうことを、精神医学では反芻《はんすう》思考という。反芻思考に陥りやすい人は、うつにもなりやすい。反芻思考が過度にならないような思考習慣を日頃から作っていくことが、メンタルヘルスを守るうえでは、とても大事なことである。自覚と訓練によって、反芻思考はコントロールすることができるからだ。

まずは自分の特性として、どの程度とらわれが強いか、否定的な体験への固執性を自覚しておくことが、そこから脱出する助けとなる。否定的な体験にとらわれ続けることが、自分をさらに痛めつける意味しかないということを理解すれば、そこにとらわれそうになる自分を次第にコントロールできるようになる。

とらわれている人は、それが必然的な状態と思い込んでおり、そうなるのは相手がひどいことをしたからだと思いがちだが、それがすでに、とらわれのワナに陥っているということなのである。とらわれ続けることを止めることもできるのだ。そこから解放されるかどうかは、相手ではなく自分にかかっているのだということを理解すると、事態はすっかり変わっていく。

仏教やキリスト教をはじめとする多くの宗教がとらわれからの脱却を説くことは、人間の苦しみの多くがそこに由来しているからにほかならない。そうした教えには、深い先人の知恵がこめられているともいえるのである。

メンタルの強さをはかる——チェック4

当てはまるものをすべて選んでください。

①嫌なことがあると、過剰反応してしまいやすい。

②些細なことにも心配や不安を感じやすい。
③環境が変わると、慣れるのに時間がかかるほうだ。
④人前や初対面の人に対して緊張するほうだ。
⑤音や臭いに敏感なほうだ。
⑥枕が変わると、なかなか寝つけないほうだ。
⑦急に予定外のことがあると、慌ててしまうほうだ。

これらのチェック項目は、環境の変化に対する過敏性や不安の強さをみるためのものである。4項目以上該当する人は、かなり敏感だといえるだろう。過敏な傾向や不安の強さは、当然、認知にも影響する。この世界が安全な場所だと感じてリラックスできるかどうかは、その人に備わっている安心感によって左右される。こうした安心感は、もって生まれた素質と幼い頃からの体験によって育まれる。

先述したように、もともと不安を感じやすい遺伝的体質というものがあり、日本人の場合、三分の一くらいの人は不安を感じにくいが、残りの三分の二は不安を感じやすいタイプで、特に三分の一の人は、その傾向が強いことが知られている。

一方、幼い頃の養育体験や母親との関係が安定していたかどうかも重要で、一歳の時点で母親との関係が不安定だった子どもでは、青年期になったときに不安障害になるリスクが五倍にもなる。

生まれつきの体質と養育環境の両方が悪いほうに重なってしまうと、そのリスクは非常に大きくなってしまうが、その一方で生まれつきの体質が不利なものであっても養育環境に恵まれれば、精神的なトラブルを抱えずに済む。実際、遺伝的な体質からいえば、三分の一の人が、不安障害やうつになりやすいということになるが、幸いなことに、そうしたこととは無縁に一生を過ごせる人のほうが割合としては多いのである。もちろん、これから先、社会のストレスがさらに高まり、その割合が逆転してしまわないとも限らないが。

過敏な傾向や不安の強い傾向があると、他人からの攻撃や不測の事態に対して、混乱や動揺をきたしやすい。認知が周囲からの刺激に対して攪乱《かくらん》されやすいのだ。過敏な人では傷つきやすい傾向もみられ、不快な体験によってダメージを受けやすい。ネガティノな認知が強まりやすい一因ともなる。

まずは、自分の特性を把握することである。基本的安心感がしっかりと備わっているほうなのか、乏しいほうなのか、遺伝的体質として過敏なほうなのか、物事に動じないほうなのか。過敏さや傷つきやすさが生まれもった遺伝的体質に由来するところが大きいのか、それとも幼い頃の養育環境などの影響が大きいのか、それとも両方が重なっているのか。そうした点についても自分なりに把握しておくことは、とても意味がある。養育環境による負の影響のほうが、よりネガティブな認知を強めやすいからだ。逆にいうと、ネガティブな認知を修正できれば、たとえ遺伝的に過敏な傾向があっても、その悪影響は大幅に減らすことができる。

ゲイツとジョブズの場合

たとえば、マイクロソフト創業者のビル・ゲイツとアップルを創業したスティーブ・ジョブズを例にとって考えてみよう。

ゲイツは、子どもの頃からとても敏感で社会的発達も遅く、一学年遅らせることを勧められるほどであった。遺伝的素質として過敏な傾向をもっていたと考えられている。しかし、両親の愛情と恵まれた養育環境で育つことができた。ゲイツは遺伝的な過敏さを抱えていても成績もよく、ハーバード大学に進んだ。しかし、象牙の塔にこもることには飽き足らず、学生時代から事業に乗り出したが、常にポジティブで、社会生活においても家庭生活においても安定した人生を歩んできた。

一方、ジョブズは生まれて間もなく実の両親から離され、養父母のもとで育った。養父母はジョブズを溺愛したが、ジョブズのなかにはずっと違和感のようなものがあって、ジョブズは子どもの頃からアイデンティティの問題を中年期を過ぎる頃まで引きずり続けた。ジョブズはわんぱくで行動的だった。遺伝的素質としてはそれほど過敏なわけではなかったと考えられる。

しかし、ジョブズには、ひどく傷つきやすい面やネガティブな面があった。ハイスクール時代の成績はぱっとせず、三流の大学を結局中退している。ゲームソフトの制作会社であるアタリ社に職を得てからも、インドを放浪したりヒッピーのように暮らしたりして、対人関係や女性関係もかなり不安定なものだった。アップルをいったん追われてしまうという羽目に陥ったのも、彼のなかの攻撃的な傾向や傲慢さが孤立を招いたためだった。

少なくとも、ゲイツと比べた場合、ジョブズの傷つきやすさや不安定さは、養育環境に由来する部分が大きいと思われる。ジョブズは自分の出自の問題にこだわり続け、また禅に救いを求めた。自分のなかにわだかまっている違和感や理由のない怒りのようなものが害毒を垂れ流していることを自覚して、それをなんとか克服しようとしたのである。

彼は父親代わりのような存在である禅師や、彼が中年期になってから出会った妻となる女性を支えに、心の安定を手に入れていった。ネガティブな毒を克服し、ポジティブな安定を手に入れたことが、彼の最後の十年の輝かしい活躍を支えることになった。

この二人の例からもみえてくるように、生まれもった遺伝的素質も確かに大事だ。それは無視できない。だがそれ以上に、育つなかで身につけた傷つきやすさやネガティブな特性が、人生に毒をまき散らす。自らを不幸にし、成功を遠ざけ、たとえ一時的に成功しても、うまくその部分が克服されていないと、すべてを台なしにしてしまうことにもなる。

遺伝的に過敏な特性をもっていても、それは自分の特性に合ったライフスタイルをもつことで、たいていは克服できるものだ。

それ以上にその人の人生を蝕んでしまうのが、育ちのなかで身につけたネガティブな認知やそれにともなった攻撃性である。その部分も、自覚と努力によって変えていけるのである。

メンタルの強さをはかる――チェック5

当てはまるものをすべて選んでください。
①人と一緒にいることが好きですか。
②利益を独り占めするより、みんなと分かち合うほうを好みますか。
③人間は素晴らしいと思いますか。
④心から相手の気持ちになって話をするほうですか。
⑤困っている人がいると、他人事とは思えないほうですか。
⑥人の相談に乗ったり世話をしたりするほうですか。
⑦人と協力して物事を進めていくのが好きですか。
⑧信じられる人が三人以上いますか。

⑨相手が悲しそうにしていると、こちらも悲しい気持ちになるほうですか。
⑩一人でする遊びはあまり好みませんか。

これらの質問項目は、共感性や向社会性をみるためのチェック項目である。該当項目が6項目以上の人は、共感性に恵まれている。逆に3項目未満の人は、共感性が乏しいと考えられる。共感性とは、相手と同じ体験や感情を共有しようとする傾向である。向社会性とは、他者の助けになろうとしたり、関わりをもとうとする傾向である。通常、共感性の高い人は、向社会性も高く、人を信じようとする対人信頼感も強い。

共感性や向社会性の高さも、物事の受け止め方を大きく作用する。共感性が高い人では、たとえ不愉快なことがあっても、それを攻撃や被害と一面的に受け止めずに相手の立場にもなって考えようとするため、苦痛がずっと小さくなる。相手がわざとそうしたのではなく、止むにやまれない事情があったのだと思うことで、不快な出来事も耐えやすくなるのである。

逆に、共感性や向社会性が低いと、些細なことも攻撃と受け止め、被害感を強くもつようになる。それは日々の苦痛を増す方向に働く。周りの人を味方と思うか敵と思うかで、同じことをされても、受け止め方は百八十度違ってくる。ストレスを減らし、適応をよくするためには、周りを味方だと思えたほうが有利なわけだ。

現代人に衰えがちな共感性や向社会性を高めることが、人に親切にできるというだけでなく、自分を守ることにもなるのである。

メンタルの強さをはかる――チェック6

当てはまるものをすべて選んでください。

①眠かったりお腹がすいたりすると不機嫌になりやすい。
②長い時間待つのは苦手だ。
③感情的になりやすいところがある。
④嫌なことがあると、すぐ投げ出してしまうときがある。
⑤気分の起伏が激しいほうだ。
⑥飲みすぎたり食べすぎたりしてしまいやすい。
⑦痛みには敏感なほうだ。
⑧飽きっぽかったり、根気がないところがある。
⑨怒りが爆発すると抑えられないときがある。
⑩思いつきやその場の気分で行動してしまう。

これらの質問項目は、気持ちや欲望をコントロールする力（情動制御）をみるためのものである。5項目以上該当する人は情動制御が弱い傾向にあり、7項目以上では、かなり低下している。情動制御が弱いと、対人関係のトラブルや些細な諍いが起きやすい。感情のままに反応することで、反撃を受けやすい面もある。自分では気づかないうちに相手を怒らせているのに、そのことに気づかず、相手が攻撃してきたと受け止めてしまうことも起きやすい。一瞬前までは上機嫌であっても、些細なことで別人のように豹変してしまう。認知がネガティブになりやすいだけでなく、変動しやすいのである。

逆に、情動制御が強い人は我慢強く、冷静に気持ちを保ちやすい。受け止め方が過度にネガティブになりにくく、気持ちが恒常性をもちやすい。ただし、我慢しすぎてしまう傾向もみられる。低すぎても高すぎても、マイナス面が生じやすいといえる。

自分の傾向を知って、自己主張と自己抑制のバランスをとることが適応に寄与する。

メンタルの強さをはかる――チェック7

当てはまるものをすべて選んでください。

①困ったときに、すぐ助けを求められる人があまりいない。
②親や配偶者（恋人）も、心からは信頼できないときがある。

③人の顔色をうかがってしまうときが少なくない。
④守られているという安心感が乏しい。
⑤ついアルコールに逃げ場所を求めてしまうときがある。
⑥人に自分の弱点をさらけ出して相談するのは苦手だ。
⑦人に頼るより自分の力だけでなんとかしようとする。
⑧人に気ばかり遣うほうだ。
⑨親や育った家庭のことを考えると、少し気分が沈む。
⑩自分のことを心から理解してくれる人は、あまりいない。

これは、安全基地となる存在を確保できているか、しっかり守られていると感じているかをみるものである。5項目以上該当する人では、安全基地に問題があり、不安定な愛着を抱えている可能性がある。7項目以上該当する場合は、さらにその傾向が強いと考えられる。

安全基地は、幼い頃の親との関係に始まり、その人の心のなかに築かれていくものである。幼い頃から愛され、親との安定した関係を築くことのできた人では、他の人との関係も安定しやすい。自分の助けになってくれる存在を手に入れたり、そうした存在に頼ったり甘えたりすることで自分を守ることができる。安全基地が確保されているかどうかは、過敏な遺伝的体質や不安を抱きやすい傾向と同じくらい、その人の認知を左右する。

安全基地がしっかりと確保された人では物事の受け止め方がポジティブで恒常性をもちやすいが、安全基地が確保されていない人ではネガティブで不安定になりやすい。

以上、レジリアンスを左右する要素として、否定的認知、完璧主義、固執性、過敏性、共感性、情動制御、安全基地の七つをとり上げた。これら七つの要素は、相互に絡まりあっている。自分のなかのどの要素が足を引っ張っているかを自覚して、そこを修正するように努めることが、真の意味でタフなメンタルを手に入れることにつながる。

第六章　学校で起きやすい適応障害

適応障害は成長するうえで必要なプロセス

人の一生のうち、適応障害を起こしやすい最初の場面は通常、就学後、つまり小学校からである。不登校のケースに、この診断名がつけられることが多い。

しかし実際には、保育所や幼稚園の段階で、適応障害を起こしている子どもも少なくない。その段階では登園渋りと呼ばれたり、母子分離の問題とみなされたり、昨今では発達障害が疑われたりする。もちろん、発達面に課題があれば、適応障害を起こしやすくなることはいうまでもない。ただ、それはあくまで環境が適切にその子を受け止めていないがゆえであって、その子の問題として片づけられたとしたら、片手落ちである。発達障害という診断は、その意味で大人側にとって自分たちの問題ではないということを意味し、都合がよい面をもっている。

発達の課題はそれほどない子でも、養育環境が不安定になっていたり、園や学校の環境が、その子の特性を無視したものであれば、当然、その子は適応障害を起こす。逆に、その子の特性に配慮した対応をするように働きかけたり、その子に合った環境に移るだけで、すっかり落ち着いてしまうということも多い。発達障害という診断をする前に、環境に問題はないか、本人の特性と齟齬《そご》をきたしていないか、そちらを点検したほうが、事態の改善には有益なことが多い。

子どもは関わり方次第で大きく変わる可能性をもっている。発達障害という固定した診断よりも、むしろ適応障害として、環境と本人の特性の相互作用がうまくいっていないという捉え方が、片手落ちにならないためにも必要であるし、実際に問題の改善には有効なのである。

『星の王子さま』の場合

『星の王子さま』などの名作で知られる作家のアントワーヌ・ド・サン＝テグジュペリも、学校時代に不適応を起こしたことで知られる。アントワーヌの受難は、九歳のとき、サント・クロワ学院というイエズス会の厳格な学校に入ったところから始まった。それまでアントワーヌは、田舎の館で、母親や叔母たちに甘やかされて暮らしていた。学校に通ったのは、わずか一、二年で、後は好きなことをして暮らしていたのだ。父親が、アントワーヌが三歳のときに脳卒中で若死にしたこともあり、母親は長男であるアントワーヌを溺愛して育てた。

わがまま放題で、「太陽王」と呼ばれていたアントワーヌは、基本的な行動にも多くの問題を抱えていた。片時もじっと坐っていることができず、すぐに気が散ってしまうアントワーヌに、学院の神父たちは眉をひそめ、アントワーヌは始終叱られたり、居残りをさせられたりすることになった。成績も惨憺《さんたん》たるものだった。ことに算数と綴り字の間違いは、ひどいものだった。だが、それでも学業のほうにはまだみるべきものがあった。もっとひどいのは、机や服装の乱れ、整理整頓ができないことだった。

こうみごとに並ぶと、アントワーヌが、いまでいう注意欠陥／多動性障害（ＡＤＨＤ）の特徴をそのまま示していたことがわかるだろう。また、算数障害や書字障害と呼ばれる問題もあったと思われる。

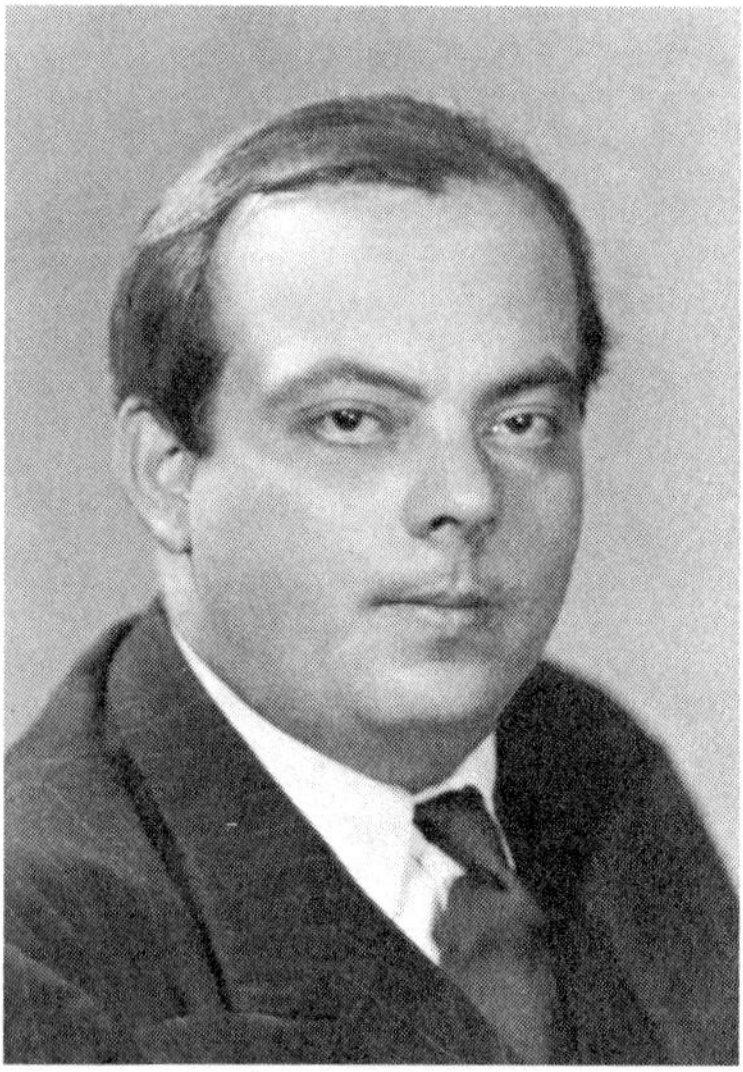

サン＝テグジュペリ（©AFP＝時事）

彼はまた夢想や空想に耽《ふけ》るところがあり、ぼんやりしていることが多く、あまり他の子に打ち解けないところもあった。その一方で、作文には徐々に優れた面をみせるようになり、優秀賞をもらったこともあった。ただ、その作文も、綴りの間違いだらけだったが。

十四歳のとき、別のイエズス会の学校に移ったが、彼の不適応はさらに深刻になった。フランス語の成績はよく、詩やイラストに非凡な才能をみせたが、それ以外はまったくぱっとしなかった。行状《ぎょうじょう》の問題は相変わらずで、他の生徒の勉強の邪魔をしては面白がっていた。この頃、彼が熱中したことの一つは逆さ文字の練習だった。今日ではこうしたエピソードも、発達障害を疑う根拠にされてしまうだろう。

この学校に合わないということをみてとった母親の対応は素早かった。一学期が終わるや、息子の希望通りにあっさり退学させて元の学校に移し、そこも合わないとみると、次の学年からはスイスのもっと自由な校風の学校に編入させたのである。アントワーヌは、そこで充実した楽しい二年間を過ごすことになる。学校嫌いだった彼が、唯一楽しい思い出として語る時間を提供することができたのである。

この例にも示されるように、合わない環境に無理やりしがみつかせることは無益なばかりか、傷口を広げることにもなる。むしろ見切りをつけて新天地に賭けたほうが、展望が開けることも多い。

ピカソの場合

画家のパブロ・ピカソも、少年時代、学校に不適応を起こしたことで知られている。ピカソもまた不注意で落ち着きがなく、席にじっと坐っていることができずに、絶えず窓のところに行っては窓ガラスを叩いていたという。

学習障害もあり、簡単な計算や文字を読むのに苦労した。学校や集団生活にまったくなじめなかった。親から離れることに強い不安があり、学校においていかれることに抵抗をしただけでなく、学校にどうにか居られるようになってからも、ルールによって縛られるということが我慢ならなかった。

最初に入った学校は短期間でやめ、私立の小学校に転校したが、そこでもまともに授業は受けず、校長先生の奥さんにまとわりついて甘えていたという。ピカソが三歳のときに妹が生まれ、そのとき妹に母親を奪われたことが、彼に強い衝撃を与えたようだ。奇しくもその直後に大地震が襲い、街は甚大な被害を受けた。以来ピカソは父親にべったりで、父親が学校につき添わなければ学校に行かないほどだった。

その後も学校嫌いは続き、無理して行かせると体調が悪くなり、欠席が続いたりした。苦しい家計から家庭教師を雇ったりもしたが、息子の学力はお粗末なままだった。だが父親はあまりうるさいことはいわず、息子が絵を描いていれば大目にみた。

父親は市立美術館の館長だったが、その地位はそれほど安定したものではなかった。だが、ピカソの才能の開花という点で、この父親の果たした役割は極めて大きい。父親は息子が嫌いなものや苦手なものを無理にさせようとはしなかった。ただ、息子に人並み外れた絵の才能があることを確信した父親は、なんとかその才能を伸ばしてやろうとした。ピカソは父親が絵を描くのをみるのが好きだったが、ピカソが自分でも描きたいというと、惜しみなくスケッチブックや絵の道具を与え、練習に手ごろな題材を用意して手ほどきをした。ピカソが八歳のときに描いた最初の油絵は、子どもが描いたとは思えないできばえだった。

その後、父親は美術館館長の仕事を失い、異郷の地に美術学校の教師の職を求めねばならなかった。細々と暮らしを立てながら、父親の希望は、わが子の絵の上達ぶりをみることであった。ピカソの幼い妹が亡くなってからは、なおのこと息子だけが父親の希望となり、すべてを息子に託したのだ。息子は父親が教師を務める美術学校に入学し、そこでデッサンや油絵を学んだ。父親は、学校だけでなく、家に帰ってもわが子に絵を教えた。こうして人並み外れた才能は、愛情のこもった丹念な教育によって、さらに磨きをかけられることとなったのである。

ピカソは十三歳のとき、最初の個展を開くほどに腕を上げていた。だが、周囲がそれほど注目したわけではなく、絵もあまり売れなかった。だが父親は、誰よりもわが子の才能を信じていた。父親は自らの絵の道具をピカソに譲り、自分はもう絵筆をとることはないと宣言したのである。

ピカソの場合も、彼の問題行動や学習面の困難にばかり焦点が当てられ、それをどうにかしようと、そのことに多くのエネルギーと時間を費やしていたとしたら、彼に備わった一番の長所や才能が活かされることは永久になかったかもしれない。天才も埋もれたまま劣等感にまみれ、落伍者か犯罪者となって人生を終えていたかもしれない。

読み書き計算といった世間一般の基準ではなく、その子の特性を基準にしてそれを最大限に活かす環境を整えることができたから、ピカソはその才能を開花させることができたのである。

適応障害を考えるうえで、この事例が教える教訓は重いように思う。合わない環境、その子が活かされない環境に無理やり居続けさせれば、適応障害を起こし、劣等感を植えつけられ、何のとりえもない人間と自分をみなし、ぱっとしない人生を歩むということになりがちだ。

しかし、このタイプの子どもも、その子のもつ特性や才能を伸ばしてやろうとする存在に恵まれると、その子の人生には大きな可能性が開けることになる。

その意味で適応障害は、いまの環境が合わないよというサインだともいえるだろう。そのサインに機敏に対応すれば病気になる必要もなく、その子に合った環境で新たな可能性が開かれていくということは実に多いのである。

不利な境遇を乗り越える

サン＝テグジュペリとピカソの例は、本人の特性を優先し、それに合った環境を選ぶことで成功したケースだが、そうばかりいっていられないことも、現実には少なくない。本人にとってつらい環境であっても、それを乗り越えなければならない場合もあるし、そうすることによって、人間的な成長と強さを手に入れることができることも多い。

その場合に大事になるのは、その子の支え方である。本人を責めたり、叱ったりしたところで、本人はもっと追い詰められ、事態は悪化するだけである。

細菌学の研究で世界的な名声を得た野口英世（幼名清作）は小学校三年生のとき、学校に行けなくなったことがあった。誰もが知るエピソードだが、幼い頃にいろりで火傷《やけど》したときの手当てが悪く、指が癒着してしまったのである。「てんぼう」とからかわれ、いじめを受ける毎日に、次第に学校を休むようになる。しかし、母親にはそのことはいえず、学校に行くふりをして近くの川でどじょうをとったりして時間を潰していたのである。母親のシカは清作を学校にやるために、働かない父親の代わりに、男がする重労働をして働いていた。清作も後ろめたさがあり、母親の手伝いをしようとしたりした。だが、母親はそんな清作の変化を見逃さなかった。学校での様子を聞いてみると、学校を休んでいるという。シカが、並みの母親であったなら、怒り心頭に発して、頭ごなしに息子を怒鳴りつけたかもしれない。だが、そのときのシカの対応はみごとであった。このときのシカの対応が、この試練を乗り越えさせることになったのである。

他でも紹介したが、印象的な場面なので改めて北篤氏の『正伝 野口英世』から引用したい。シカは清作を呼ぶと、「まず手伝いやどじょうとりなど、お母を助けようとする優しい気持ちを賞めた。だけど、お母にはかえってそれが辛く、何のために働いているか、子どもたちの勉強を楽しみにと言った。また清作が学校仲間からいじめられるのを、お母の不注意で相すまない、と涙を流すのであった。だけどなあ、清作、だからこそ負けないために、学問で身を立てるしかねえ。家のことなんぞ心配しねえで、一所けんめい勉強してもらいたい」それればかりを夜も昼も願い続けてきたのだと、清作に切々と訴えたのである。清作は、この母の言葉に動かされる。

なぜ、シカの言葉は、その力をもったのだろうか。まず、重要なことは、シカは、一言も清作のことを責めたり叱ったりしなかったということだ。それどころか、清作の思いのほうに寄り添い、むしろ自分の非を責めた。だか、シカは、清作の気持ちを受け止めただけではなかった。そのうえで、清作に進むべき道を示したのである。そうすることによってしか、彼を苦しめている苦悩を乗り越える道はないのだと、この試練に肯定的な意味を与えたのである。この苦しみは、ただいじめられるという否定的な体験ではなく、それに負けないで進むことによって、自分の価値を取り戻すことになるのだということを教えたのである。

母親の言葉に涙を流しながら、清作は、もう逃げないことを誓った。

躓いた子どもを奮い立たせるには、まさにシカが行ったような働きかけが必要になる。安全基地となる存在とは、ただ受容し、甘やかすだけの存在ではない。ときには肩を押し、勇気を出すように励ましたり、負けるなと叱咤《しった》することも求められる。

躓きも成長するうえで不可欠なプロセス

学校に不適応を起こした偉人の例は枚挙にいとまがない。『女の一生』などで知られるフランスの作家のモーパッサンも厳格な学校に合わず、教師や学校を揶揄《やゆ》した詩を作ったことがバレて、放校処分となっている。だが、そこですっかりドロップアウトしてしまわなかったのは、母親の理解と支えがあったからだった。

モーパッサンは、パリ大学法学部に進むことができ、役所勤めの傍ら小説を書くことができた。その役所勤めも、モーパッサンは嫌でたまらなかった。しかし、彼の師であったギュスターヴ・フローベールは、役所勤めという単調で規則正しい仕事のメリットを説き、有名な言葉で彼を諭している。「これだけは、忘れてはいけないよ。才能というものは……要するに、根気にすぎないということをね」と。

実際、モーパッサンはフローベールの忠告に従い、仕事以外の時間は小説を書くことに捧げ、三十歳のとき、『脂肪の塊』で、作家として最初の成功を収めることができた。

『マルテの手記』などで知られる詩人のライナー・マリア・リルケも、学校で不適応を起こした一人である。リルケは未熟児で生まれ、生来虚弱な体質の持ち主だったが、母親が溺愛していた姉が亡くなったため、彼はその身代わりとして女の子として育てられるという目にも遭い、いっそう過敏な子となった。しかも、両親の仲が悪く、彼が九歳のときに離婚してしまう。リルケは父親に引き取られている。母性的な愛情の乏しい環境で大きくなったといえるだろう。

父もまた体があまり丈夫でなく、そのため軍隊を若くして退役せざるを得なかったという負い目を抱えていた。その身代わりに、軍人になるべく、リルケは陸軍の学校に入れられるが、厳格なスパルタ式の学校になじめるはずもなかった。リルケは、ノイローゼになり、結局中退することになってしまう。しかし、この挫折があったからこそ、彼は本来自分がやりたかったことにエネルギーを注げたのである。人間万事、塞翁《さいおう》が馬である。いまの躓きは、長い目でみると、あれでよかったんだということになることが多い。

ピンチのときの対応がチャンスを呼ぶ

芸術家や研究者だけでなく、実業家として大成功を収めているような人であっても、学校時代はかなり苦労したという人が少なくない。京セラの創立者で、その後もKDDIを今日まで発展させたり、日本航空の再建を短期間で成し遂げたことでも知られ、日本を代表する経営者の一人である稲盛和夫氏の場合も、学校時代は決して順風満帆ではなかった。

自叙伝によると、印刷業を営む父親の二男として生まれた稲盛は、幼い頃は「内弁慶の泣き虫の甘ったれだった」という。手のかからなかった兄とは対照的に、幼い稲盛はよく泣いてよく甘えた。小学校に上がって初めての日、教室に自分だけが残されると知ると、真っ青になって泣きだし、つき添ってきた母親は帰るに帰れなくなったという。登校渋りが激しく、毎朝学校に行かせるのがなかなか大変だった。自転車に乗せて連れて行ったりしていた。その後も順風満帆には程遠く、中学の入試でも苦杯をなめ、地元のエリート校には進めなかった。

しかし、そんな逆境にあっても、温かく見守られたことが、その後のさまざまな試練を乗り越える力になったように思える。

子どもが学校で適応障害を起こしたとき、周囲の対応一つで、子どもの運命は百八十度変わる。一番悪いのは、しくじったことを責め、傷ついている子どもをよりいに鞭打ってしまうことである。だが、同じくらい悪いのは、問題を曖昧にして、逃避に手を貸すようなまねをしてしまうことだ。失敗しても、その子を信じて、粘り強く関わることがまず大切だといえる。一方で、自分のしたことの結果は、自分で背負わせる必要がある。親が安易に肩代わりをしたり尻拭いをすべきでない。

「非行」という名の適応障害

適応障害といえば、不安やうつ状態が強まった状態だと思われがちだ。ことに大人の適応障害は、「うつ」の代名詞のようにも使われる。しかし、適応障害の出方は、うつや不安という形で内向きに症状化する場合だけではない。逆に、外向きに行動化し、問題行動という形で現れることも多い。ことに小さな子どもほど、適応障害は行動の問題として現れやすい。反抗や攻撃、盗みや危険な行動などの、いわゆる困った行動としても現れる。

表面の行動だけをみてそれをどうにかしようとし、肝心な不適応の問題に対処できないと、問題行動はエスカレートして常習化し、非行へと発展していく。このことは実は子どもだけでなく、大人でも同じなのだが、大人はそれなりに社会的分別があって理性のブレーキで抑えるので、非行という形になりにくいだけだ。その代わりに内側に向かい、うつや不安、心身症や依存症といった別の形で歪みが現れやすい。

適応障害における問題行動は、うつや不安が強まることに対して、自分の身を守ろうとする代償的行動だといえる。やられっぱなしになる代わりに、やり返すことで、どうにか自分のプライドと心の均衡を保とうとしているのだ。小さな子どもであり、叱られることや否定されることは不快であり、プライドの高い子どもほど反発しようとする。いわれたことと逆のことをしたり、注意した相手を攻撃しようとする。

こうした行動は、三、四歳頃からみられ始めるが、思春期に入る十歳頃から拍車がかかりやすい。それまでよい子で従順だった子でも、大人から指導されることに対して強い反発を覚えるようになり、「うるさいな」と口答えするようになる。

そのうえ、外で安心できる居場所をもてず、自分を認めてもらえない状況に陥っていれば、つまり適応障害を起こしていれば、こうした反抗はいっそう激しいものとなる。ある意味、そうすることで自分の苦しさを表現しているのであり、少しでも紛らわそうとしているのだ。

その意味で、反抗し、行動化することは、ストレスに対する抵抗であり、防御なのである。外向きにそれを表すことさえできないとき、人は内向きに潰れていくしかない。落ち込みや不安にさいなまれ、外にも出られなくなる。その状態がいわゆる「適応障害」として診断されるわけだが、外向きに行動化するのも、広い意味での適応障害なのである。

そういう視点で、行動上の問題や非行、嗜癖的行動をみれば、ただ困った行動と思えることも、その本当の意味がみえてくるはずだ。

非行に明け暮れたノーベル賞学者

脳神経科学の基礎を築き、ノーベル賞を受賞した脳科学者ラモン・イ・カハルもまた、子ども時代は学校に適応できず、大変な問題児で、非行に明け暮れた少年だった。今日であれば、間違いなく「発達障害」だの「行為障害（素行障害）」だのといった「病名」をつけられたことであろう。

カハルの場合も、多くの非行少年と同様、もって生まれた彼の気質や特性が理解されず、否定的な仕打ちばかり受けてきたことの積み重ねが、反抗と非行の繰り返しという悪循環を作っていた。カハルは片時もおとなしくしていることができない落ち着きのない子どもで、活発に野山を駆け回ったり、危険なことをしては怒られてばかりいるというタイプだった。

彼のもう一つの特徴は、自然に対して強い好奇心をもっていた点で、ことに幼い頃の彼は鳥類に強い興味を抱き、危険な場所であろうとよじ登って巣や卵を採集した。その一方で、人とは打ち解けず、人に合わせて行動するということも苦手だった。また、彼が幼い頃から好んだのは絵を描くことで、授業中も教科書の余白に落書きばかりしているような子どもだった。カハルにとって勉強は退屈で、戦争ごっこや強力な弓矢やパチンコ（石打器）を作って、それで獲物を倒すことや、自然を観察し、絵に描くことに夢中だったのである。

こうした特性は、カハルが視覚空間型と呼ばれる情報処理に長けたタイプの子どもだったことを示している。カハルの特性を、「発達障害」とか「自閉症スペクトラム」という括《くく》りに当てはめようとする人もいるかもしれないが、そうしたネガティブな障害や欠陥としてみるよりも、情報処理の特性としてみたほうが、それを活かすことにもつながるだろう。

視覚空間型は言葉で考えるよりも、体を動かしたり、直感的に感じ取ることを得意とするタイプで、言語的な能力や抽象的な能力の発達がゆっくりで、じっと坐って本を読むといったことの楽しさに目覚めるのも遅い。そのため早くから勉強を強要されたりすると、すっかり勉強嫌いになってしまう。活動的で、かつ衝動的なので、注意を受けることも多く、それに反発して非行や反抗を繰り返すようになることも多い。

カハルの父親は苦学して医者になった人物で、学位をもたないことで、僻村の医者をするなど苦労した経験から、わが子には優れた教育を受けさせようとした。ところが、その思いが裏目に出てしまう。カハルは十歳のとき、野山を駆け回る暮らしから、一人叔父のもとに預けられ、そこから詰め込み式の学院に通わされることとなったのだが、カハルの本心としては、絵の学校に進みたかったのである。そのことを父親に訴えもしたが、父親は聞く耳をもたなかった。

入学した学院は、厳格な詰め込み式の学校だった。体罰がまかり通っている時代で、カハルは毎日のように激しく笞打《むちう》たれた。それでもいうことを聞かないと、監禁されたり食事を与えられなかったりした。だがカハルの行状はよくなるどころか、ますます反抗的になり、手に負えなくなっていく。とうとう彼は、一年余りでその学院を去り、別の学院に転校する。

だが、次に行った学校にも大きな問題があった。イジメがはびこっていて、周囲に無頓着な新参者のカハルは格好のイジメの標的とされた。カハルもケンカには自信があったが、先輩に何人もかかってこられては、勝負にならなかった。しかし、それで引き下がるカハルではなかった。雪辱を誓うと、日々体を鍛えることに熱中し、パチンコの腕にも磨きをかけた。

一年もたつと、筋骨隆々の体に鍛え上げ、パチンコをガンマンのように使いこなした。その腕前は、一秒間に数発も石を連射して、放り投げた帽子を遠くからでも撃ち抜くことができるほどだった。もうカハルに逆らう者は誰もいなくなった。

しかし、勉強には相変わらず身が入らず、落第すれすれの成績だった。結局、やりたくもない不本意なことをやらされているという思いをずっと引きずっていたのである。

ところが、父親は息子のやる気のなさを、別の意味に理解した。息子には、期待したほどの能力がないのだと諦めモードに入り始めたのだ。折しも、カハルの弟のほうがよい成績を収め、弟のほうに父親の期待が移ったということもあった。

父親は、カハルの勉学を中断させ、床屋の見習いに出してしまった。十四歳のときのことである。しばらくは落ち込んだが、それもつかの間のことだった。意外にもカハルは、そこでの生活に適応するのである。手先を動かすことに、生来向いていたのである。

その床屋の親方というのが、少々革命思想にかぶれた人物で、その親方に気に入られたのはよかったが、行動の危うさには拍車がかかることとなった。素手のケンカでは飽き足りず、今度は、火薬や鉄砲に熱中しだした。自分で火薬を調合し、改造銃を作って、それをぶっ放す。ついには大砲を作って、それを爆発させて、近所の果樹園の果樹をハチの巣にする。改造拳銃が暴発して、危うく失明しかけたこともあった。しまいには、警察とまでイザコザを起こすようになった。実際、留置所に数日入れられたこともあった。

こうなってくると、勉学どころではない。父親は床屋も辞めさせて、今度は靴屋に見習いに出させた。父親としては手に負えない息子を懲らしめるという意味もあったが、知的職業が向かないのなら、手に職をつけさせたほうがよいのではという判断もあった。靴屋の仕事は床屋よりも厳しかったが、意外にもまた、カハルはここで優れた働きぶりを示す。彼は靴屋の仕事を短期間で呑《の》み込み、一年もすると自分で注文を受けられるまでになった。こうしたことも、彼が物作りの得意な視覚空間型の特性をもつゆえだと考えると、納得がいく。

学業から二年ばかりも離れ、十六歳になっていたカハルは、この頃から学びたいという気持ちをもつようになる。しかし、すっかり以前のような詰め込み式の勉強に戻るのも二の足を踏む。このときの父親の対応が、とてもよかった。デッサンの勉強をさせてくれるのなら、復学してもう一度勉強したいという息子の願いを受け入れたのだ。

カハルは学業に戻ると、最初はもっぱらデッサンに熱中して過ごした。デッサンを評価され、教師は画業に進ませることを父親に進言してくれたが、その願いは聞き届けられなかった。

しかし、カハルは以前のカハルではなく、それで再び投げやりになることはなかった。以前のように絵を描くこと自体を止めさせられたわけではなかったし、他の勉強も徐々に面白く感じるようになっていたのだ。鉄道や写真にもカハルは魅了されたし、文学や詩の面白さにも目覚めていた。少し遅れて、言語的な世界の魅力にも開眼したのだ。

このタイプの人では、ときどきこうしたことがみられる。十代前半までは、まるで勉強や読書といったものには興味がなかったのに、十代後半のある時期から何かの拍子に、そうした世界の面白さもわかるようになるのだ。その時期がくれば自分から勉強したいと思うようになり、いままでチンプンカンプンだったことが、急に理解できるようになるということも多い。発達の順番はみんな同じではないのだ。その人にとっての時期がきたのである。

そして、ついに彼は天職と出合う。解剖学を学びだしたカハルは、それに魅せられる。人間の体に走る神経や血管、筋肉を彼はみごとにスケッチしながら、あっという間にその構造や名前を吸収していった。物覚えが悪くて、どうしようもないと思われていた青年が、複雑な解剖学の用語をごく短期間に覚えてしまったのだ。それは絵を描くという行為と結びついていたからこそ、可能となったことだった。まさに視覚空間型の特性を活かせる道を見出したのである。

カハルが反抗や非行を繰り返していた時期は、カハルの特性が理解されず、それがちっとも活かされなかった時期だったといえる。その不幸な行き違いが起きたのは、カハルの発達段階や興味と、学校や父親が期待することがズレていたということがある。ことにカハルのようなタイプの子では、具体的で、実際に手や体を使うものに興味をもつ段階が長く続き、抽象的なことや言語的なことを扱う能力は、少し遅れて発達してくるということが、ズレを大きくする要因となる。つまり、通常は十歳頃から発達してくる抽象的能力が、このタイプの子では、五、六年か、もっと遅れて発達してくるのである。その分、具体的で、感覚的、直観的なものを扱う能力は優れている。子どものような感性を、大人になっても保ち続ける傾向もみられる。

したがって、抽象的な内容を十歳頃から教えようとしても、そこで躓いてしまう。興味もわかない。その子にとっては、その得体の知れないものが何を意味するのか、ピンとこないからだ。しかし、このタイプの子も、もう少し年が上がると、そうしたものにも興味がわき、理解する力も育ってくる。遅れて発達するからといって、ずっと遅れているとは限らない。先に発達していた人を追い越してしまうこともある。カハルのように、十代前半までは勉強がまったく嫌いでも、ノーベル賞を受賞する世界的な学者になるということも起きる。

適応障害を理解し、克服するうえで、その人の発達のペースを知り、いまどの段階にいて、どういう課題に直面しているかを理解することも非常に重要である。いまは焦らずに他のことに力を注ぎ、自然に時期がくるのを待ったほうがいいという場合もあるし、いまこそ必要な刺激をせっせと与えるときだという場合もあるからだ。

第七章 職場で起きやすい適応障害

この章では、成人の適応障害の中心を占める、職場での適応障害についてみていこう。

働く人がうつになるという場合も、二つのタイプがある。一つは元々ストレスに対してあまり強くなく、社会的スキルや順応力に弱い点を抱えている人が、次第に責任や負担が増えるなかで対処しきれなくなって適応障害を起こし、さらにうつや不安障害、心身症になってしまうというケースである。

だが、もう一つタイプがある。それは人並み以上に適応力や体力にも恵まれ、精神的にも肉体的にもタフとみられていた人が、うつになってしまうという場合である。周囲はまさかあの人がと、予期していなかったということが多い。だが、誰よりも予期していなかったのは、本人である。自分がまさか、うつになろうとは夢にも思っていなかったはずだ。

それだけに思うように体も頭も動かないという状況に直面しても、自分に何が起きているのかさえ、わからないということが多い。それゆえ、とことん症状が強くなって、周囲が異変に気づくまでじっと我慢して、どうもないふりをしているということにもなりがちだ。その分、追い詰められやすい。

インフルエンザやウイルス性肝炎なども、免疫が強く、抵抗力のある人のほうが症状が激しく劇症化することがある。同じように、うつの場合も、抵抗力がしっかりしている人のほうが症状が激しく、自殺にまで突き進んでしまうという場合がある。

元々行動力があるだけに、自殺しようとする行動も徹底していることが少なくない。責任感や仕事に対するプライドも強いだけに、自分の務めを果たせないことに対して自分を責める気持ちも強い。

二十代など、比較的早い段階で問題が出てくるケースは、前者のタイプが多いといえるだろう。しかし、三十代、四十代、あるいはそれ以降に問題が出てくるというケースでは、後者のタイプのほうが多くなっていく。

うつや心身症になる場合、いつくかの典型的なパターンがあり、それぞれに対して施すべき対策も異なってくる。

容量オーバーで適応障害になる人

容量オーバー型のうつや適応障害は、その人にかかるストレスや負担が、対処できる容量を超過することによって起きる。対処できる容量は、疲労や睡眠不足が蓄積すると、ますます小さくなる。そのため、ある限界点を超えると急速に容量オーバーが進み、自然に均衡を取り戻すことは期待しがたい。できるだけ早く休息をとったり、ストレスから解放されない限り、適応障害やうつ、心身症のデッド・スパイラルに陥っていくことになる。

過労によるうつという場合には、ほとんどのケースにみられる状況である。一方で睡眠や休息が不足し、他方でその人にかかる負荷が過剰な状態が続いている。多くのケースで、就労時間が長い状態がずっと続いている。本来休みである土曜日や日曜日も休みがとれないというケースも多い。こなしきれないほどの仕事を抱えているうえに、さらに期限つきの仕事を押しつけられるという状況が何度も加わって、ついに潰れてしまうというのが典型的だ。

一、二週間であれば、ストレス・ホルモンが放出されることによって、脳や体の活動性を高め、負荷が増大した状態を乗り越えることができる。しかし、さらに長期間同じ状況が続くと、ストレス・ホルモンが今度は脳の神経細胞を障害する方向に働き始める。神経細胞は萎縮したり、死滅したりし始める。

また、神経伝達物質の枯渇も起きてくる。いくら鞭打《むちう》っても、伝達物質自体が尽きてしまっては、脳も体も思うように動かなくなってしまう。

通常は過労と睡眠・休息不足という両面からの負荷が増大することによって、容量オーバーはさらに強まることになる。疲労によって脳の処理能力が低下すると、ますます容量オーバーは深刻になり、泥沼に陥る。だが、この泥沼から抜け出すためにはどうしたらいいのかさえ、判断がつかなくなってしまう。

容量オーバーが起きてくると、段々と疲労が蓄積し始める。疲れが残る、朝がつらい、以前ほど仕事に対して新鮮な意欲や興味がもてないといった状態は、容量オーバーが起きている徴候である。集中力や能率が低下する、判断力が鈍くなる、人と顔を合わすのが面倒になる、電話が億劫になる、しなければいけないとわかっていることをつい後回しにしてしまうといったことも重要なサインだ。

そうした場合には、無理に仕事を続けるよりも、思い切って早めに仕事を切り上げたり、休みをとってリフレッシュしたほうが、擦り切れてしまうのを防ぐことにつながる。

容量オーバー型の適応障害やうつを予防するうえで、一つ大事なことは、情報入力を少しでも減らす努力をすることである。脳が容量オーバーを起こしているうえに、遅くまでテレビやネットをしてしまっては、ますます情報負荷が過剰になって、容量オーバーを悪化させてしまう。ネット依存の人にうつが起きやすいのも、その要因の一つとして容量オーバーに拍車がかかるためと考えられる。

疲労気味なときには、音楽、映像などの情報入力を減らして、脳を休めるように努める。五分くらいの合間の時間、目を閉じて神経を休めるだけでも、活動し続けるのに比べると容量オーバーを防ぐのにとても有効である。休憩をまめにとって、ぶっ続けで仕事をしないようにする。そうしたことに気をつけるだけでも、かなり違うものだ。

容量オーバーが起きやすいシチュエーションの一つは、環境や担当が変わったときである。新たな環境に入ったり移ったりしたときというのは、対人関係の面でも、仕事や課題の面でも、勝手がわからず、たいしたことをしていなくても気遣いが増え、慣れた環境で過ごす場合に比べて、何倍も疲労するということも起こり得る。ましてや責任ある立場になったり、不慣れなことを担当したりする場合には、ペースをつかむまで容量オーバーが起きやすい。

容量オーバーが起きやすいもう一つのシチュエーションは、逆に環境や仕事内容にも慣れて、仕事をそれなりにこなせるようになったときである。中堅として、仕事内容が質・量ともに急激に増え、周囲からも頼りにされるということが起きる。

仕事というのは、仕事ができる人に集中しやすいという性質をもつ。誰だって仕事を頼むのに質の悪い仕事しかできなかったり、期限を守ってくれなかったりする人には頼みたくない。仕事をきちっとこなせるかどうかを周囲はよくみている。この人はできそうだ、使えそうだという印象や評判はすぐに広がっていく。まずは、できる人に仕事はもち込まれる。その人が手いっぱいということになって初めて、次に使えそうな人に回っていく。

相手の期待にできるだけ応えようとすればするほど、その人に仕事が集中するようになる。あまり仕事をしていない人がいても、仕事ができない人のところには、なかなか仕事は回っていかない。そういう人に回しても、回した側も負担をかぶることになりかねないからだ。一方、仕事ができる人は、大抵責任感もある。多少無理をしてでも、頼まれた仕事をこなしてしまう。こうして、できる人ほど潰れやすいという悪循環が生まれる。

容量オーバー型の適応障害を避けるためには、自分にかかっている負荷の容量が適正なものか、常に監視しておく必要がある。そのためには厳格なスケジュール管理、自己管理を行い、どんぶり勘定でなんとかなるだろうと仕事を受けてしまわないことである。ほんの少しずつ無理が重なっていくことで、結局うつに追い込まれていくことになる。うつになって脳の萎縮まで起き、回復に何年もかかる状態になったところで、誰も面倒をみてくれるわけではない。下手をしたら自殺に追い込まれ、家族は生活に困るだけでなく、永久に消えない心の傷と悲惨な思いを味わうことになる。

それを防げるかどうかの分かれ目が、無理をしてまで仕事を受けないということができるかである。無理をして仕事を受けていると、必ず仕事の質が低下してしまう。すると結局、あなた自身の評価も中長期的には下がってしまう。ときには、それが致命的な失敗につながることもある。質を落とさずにこなすことができる仕事の量をきちっと管理し、それ以上の負担を求められたときは、「これ以上は逆立ちしてもできない」「うつになるか過労死してしまう」と、はっきり断る習慣をつけることだ。

容量オーバーになりやすい、もう一つの典型的なパターンは、部下を使いこなせない、あるいは部下が使い物にならないという場合に起きる。管理職とは名ばかりの主任や係長といった責任を担わされたものの、部下がいい加減だったり、意欲や技術もなかったりして、結局、部下にやってもらうはずの仕事まであなたが全部面倒をみなければならないという場合である。任せたくても、任せられない。任せたはずが、期限が近づいているのに、まったく進んでいない。しかも、そのことを報告もしない。そういう状況に立ち至って、あなたは自分の仕事で手いっぱいのうえに、部下の仕事を徹夜でやらなければならないという事態に至ることもあるだろう。

明らかに使い物にならない部下というのもいるが、多くの場合は、使い方に問題がある。ありがちな悪いパターンとしては二つある。一つは部下に任せることができず、手だし口だしをしすぎて、部下のやる気や責任感を削いでしまうという場合である。これは部下が仕事を辞めたり、うつになったりする原因としても多いものである。

もう一つは部下に対する指導や管理が弱すぎるという場合である。部下は上司の背中をみて動いてくれるものと期待し、あまりうるさいことをいわないで、自主性に任せているつもりが、結局、部下は何をしていいかもわからず、見当違いなことをしたり、何もいわれないのをいいことに手抜きをして、仕事になっていない。後で尻拭いをするのは、あなただ。それを防ぐためには、随時ミーティングをして、分担や責任を明確化し、進行状況を報告させ、必要な問題解決について具体的な方法やスケジュールをいわせるようにするという手順が不可欠だ。

パワハラといった上司側の問題ばかりがクローズアップされがちだが、実際には問題のある部下を抱えたために、上司の側がうつや心身症になるというケースが最近、増えている。日頃からの習慣が大事だ。

主体性を奪われて適応障害になる人

適応障害やうつが起きる状況には、もう一つのタイプがある。それは、その人がその人らしく生きることを妨害された場合だ。フランクルのいう生きる意味が奪われた結果、表面的にはうまくやれていても、行き詰まってしまう。その人の主体性が侵害されたり、自己の尊厳が脅かされたり、その人が大切にしているものを侵害される状況に置かれたとき、人は元気でいられなくなる。

そうした状況に遭遇したときに、人に起きる自然な反応は、反発であり、怒りである。「それはおかしい」「そんなことをしたくない」と叫びたい。しかし、さまざまな事情で仕事を失うわけにはいかないと思い、また相手を怒らせるのも面倒だと思い、腹のなかでは怒りが込み上げていても、顔でへらへら笑って相手の言い分に合わせるというのが大人の対応である。ぐっとこらえ、自分を殺して、生活のため、波風を立てないように我慢する。

しかし、大抵のことには耐えられても、自分が一番大切にしていることやプライドをもっていることを踏みにじられるような思いを、何カ月も何年にもわたって味わい続けていると、その人の心は次第に活力を失っていく。積極的な意欲や関心をなくし、ただ時間だけが過ぎていけば、それでいいと思うようになる。よりよい仕事をしようとか、高めていこうという気持ちもなくしてしまう。仕事が面白くないだけでなく、会社の人間関係も人生そのものもつまらなくなり、ただ耐えるためのものになってしまう。

主体性とストレスの関係は、実験的にも確かめられている。一つのグループには厳しく手順を決めて、指示されたことしかできないという状況で仕事をやらせ、もう一つのグループには自分の裁量で仕事ができる状況で働いてもらった。その結果、前者の制限の強いグループでは、後者の自由度の高いグループに比べて、同じ時間働いてもストレスが大きく、過労の症状や心身症の症状を示しやすかったのである。

ましてや自分の大切な信条や自分が大切にしているプライドを毀損《きそん》されるような状況を味わ

い続けることは、強いストレスになるだけでなく、それに耐え続けることは、その人を病ませることになる。

主体性侵害型の適応障害やうつ、心身症を避けるためには、管理する側と本人の側が、それぞれに気をつけなければならない点がある。管理する側としては、本人の主体性やプライド、ペースといったものを、できるだけ侵害しない配慮を行い、必ず守るべき手順の部分と、本人の裁量で調節できる部分を明確にし、守るべき手順の部分を最小限にすることである。機械を操作するということであれば、分厚いマニュアルで手順をすべて決めるということが必要だろうが、人間を同じように扱おうとすると、必ず主体性侵害型の適応障害、さらにはうつや心身症を起こしてしまう。

これだけは守ってほしいという点を伝えたうえで、後は、本人の自主性を尊重し、よい点や努力している点を褒めるという戦略を基本にする。そのうえで肝心な点が守られていない場合ややるべきことが果たせていない場合には、個別に呼んで注意を与えるが、みんなの前で恥をかかせたり、感情的に怒鳴ったりすることは絶対にしない。注意するときも、丁寧だが通常より少しトーンの低い声で、この点はやってほしいと伝えたと思う、と確認を求める。それと同時に、相手に対するポジティブな評価や期待の面も伝えるほうがよい。

振り回されて適応障害になる人

主体性侵害型は、上司よりも部下、上の者よりも下の立場の者に起きやすい問題だが、逆に最近は扱いにくい部下によって、上司のほうが強いストレスを感じ、適応障害やうつになるというケースが目立っている。こうしたタイプを振り回され型と呼ぶ。この場合は、上司のほうが部下をコントロールしきれずに、部下の言葉や行動に文字通り振り回されてしまう。

振り回され型にもいくつかの典型的なタイプがある。一つは、反抗的で挑戦的なタイプの部下の場合である。もう一つは、逆に過度に依存してきて、距離がとれなくなり、公私の区別がつきにくいようなタイプの部下の場合である。反抗的で挑戦的なタイプの部下の場合、プライドが高く、上司に対しても張り合おうとする点が一つの特徴である。不当な扱いを受けたというように、被害的に受け止めたりする傾向も強く、些細なやりとりから関係がこじれてしまうと、後で大変厄介なことになる。下手をするとパワハラや不当行為を受けたと、思いもかけない申し立てや訴訟を受けかねない。

まず絶対やってはいけないのは、こちらは上司だからと、力ずく、権柄ずくで従わせようとすることである。それをする場合は、いざとなったら関係を切る覚悟でやる必要がある。その場合は、いっさい難癖をつけられないように、それなりの手回しと準備をしてから相手に服従を迫る必要がある。

したがって、関係を継続し、むしろよい部下に育てていこうとする場合には、こうしたやり方は禁忌《きんき》だといえる。通常望ましいやり方は、むしろ一目置いた態度をとって、本人の意見や考えをよく聞く態度をみせたほうがよい。本人ならどうやるか、問いを投げかけてみるのもよい。ただ、こちらの判断まで左右されないようにすることも大事だ。一理ある点は積極的に評価し、また本人に任せてやらせてみる。いったん任せたら、あまり細々したことには口出ししすぎず、大きな目で見守る。このタイプの部下は、ある部分ではとても仕事ができ、使える人材であることも多い。うまく使いこなせば、優れた右腕ともなり得る人材である。

このタイプの部下とぶつかってしまいやすいのは、管理しすぎるタイプや、秩序や上下関係を重んじ、部下から尊敬されたいという気持ちが強い人である。管理しすぎる傾向が強い人の場合は、よけい鬱陶《うっとう》しがられることになり、こちらも素直に従ってくれないことに対する苛立ちが強まりやすい。自分のことを上司として認めてほしいという気持ちが強い人も、反抗的な態度に戸惑い、振り回されやすい。「なかなか元気がいいな」と、その人の反抗的な部分も長所として、評価するくらいの度量が必要になってくる。

逆に過度に依存してくるタイプの部下の場合、熱い尊敬と信頼をもってくれる一方で、私生活の相談をもちかけてきたり、恋愛感情や過度な理想化を向けてきたりすることによって、次第に相手のペースに巻き込まれてしまうということになりやすい。急激に距離を詰めてくるタイプの人や、過大な尊敬を向けてくるようなタイプの人の場合には要注意である。仕事のことよりも、私生活の問題が中心になってしまい、その対応に振り回されるということになりやすい。期待はずれなことが起きて、相手が幻滅を感じると、手のひらを返したように攻撃的になったり、批判的になったりすることもある。いつの間にか、あなたが大変な悪人にされてしまうということも起こり得る。悪口や中傷を流されて、後で仕事がやりにくくなったり、他の人間関係にまで影響が出るということも珍しくない。

振り回され型のトラブルやストレスを被らないためには、距離が接近しすぎないように用心することが大切だ。個人的な相談をもち込んでくるようなケースでは、特に要注意である。こうした場合には、「専門家ではないから」「個人的な問題まではわからないから」と、少し距離をとっておいたほうが無難である。「いつでも相談に乗ってあげるよ」とか「僕（私）でよかったら話を聞かせてもらうよ」と無防備に相談に乗りすぎると、後で大変な思いをすることになる。

管理職ストレスとうまくつき合う方法

管理職や経営責任者といったエグゼクティブは、平の社員とは質の異なるストレスを受け、しばしば心身の健康を蝕まれることが、アメリカでは一九六〇年代から注目され、多くの研究がなされてきた。実際、昇進して責任や負担が増え、それが仇《あだ》となってうつ病になったり、心身症にかかって寿命を縮めてしまうというケースは枚挙にいとまがない。

特に中間管理職では自己の裁量権が限られており、問題が起きるたびに、さらに上に報告し、上の意向にも配慮しないといけないという状況に置かれ、現場の要求や不満と、組織の利益や方針との狭間で調整役とならざるを得ず、葛藤状況に置かれやすい。それが大きなストレス要因となる。

さらに上級の管理職や役員となると、むしろストレスは減少するといわれているが、逆に現場から遠ざかることで日々の刺激が単調になり、やりがいや仕事に対する意欲が低下してしまうという場合もある。特に技術系の仕事に生きがいを感じていた人にとって、昇進によって事務仕事が中心の管理職になることは、興味や意欲の低下につながりやすい。

物事が平穏無事に進んでいるときには、何もしなくても下の者が動いてくれるという状況のなかで、自分の存在意義が稀薄化しやすい。だが、ひとたび事が起きると、対応に大わらわとなる。急にその責任の重さがのしかかり、命とりになりはせぬかという不安にさいなまれることとなる。そうした危機的事態が年に一、二回は起き、数年に一回は本当に危うい事態が起きる。

危機的な状況に慌てないためには、平時の過ごし方が重要になる。小さなサインを見落とさず、速やかな対応を怠らず、大きな問題に発展する火種はないか、最悪の事態を想定した備えをしておくことが管理職や責任者には求められる。

確かにそうしたことを日頃から実践することは、ストレスを増やす部分もあるが、危機的状況に陥ってから手を打とうとして慌てるよりも、はるかにストレスが小さくなる。また、必要な手立てを常日頃から行っているということは、危機に対する安心感を高め、また責任を着実に全うしているという意味で、仕事における充実感も高まる。

だからといって、マニュアル通り、前例通りの安全第一主義に徹するというだけでは、仕事としてのやりがいも低下するし、組織としての発展性、将来性も失われる。危機管理をしっかりする一方で、管理職や経営者が気をつけたいもう一つの点は、柔軟性を失わないことである。損害回避を強めることが、硬直化であってはならないのだ。しなやかにリスクを回避しつつ、チャンスを志向しなければならない。

チャンスを志向することは、やりがいや組織の活力を高め、ストレスを乗り越えやすくする。人は意味のあるストレスならば、たとえそれが少々大きくても耐えられるが、逆にどんな小さなストレスでも、それが無意味なものならば、ひどく苦痛に感じる。

管理職やリーダーの重要な役割は、組織が目指す方向性を示し、みんなの働きや努力が意味のあるものだという感覚、苦労しがいのあるものだという意識をもてるようにすることである。

それによって、現場で働く者のストレスは半減するといってもいいだろう。管理職やリーダーも、そうした役割を果たせているとき、自分の存在意義を味わうことで、たとえ責任やプレッシャーが増えようとも、相対的にみるとストレスを減らすことができる。

逆に責任を回避し、目の前の負担を減らしたとしても、部署全体の士気が落ち、気持ちがばらばらになれば、上司に対する信頼や尊敬もなくなり、批判や軽蔑が随所に現れるようになる。戦力になる人材が流出したり、反目行動に出ることで、結果的にもっと大きなストレスを受け、地位を投げ出さざるを得ないような羽目に陥る。

エグゼクティブや管理職では、地位にともなう権力によって、ストレスの出方は平の社員とは異なってくる。ストレスにともなう徴候としてしばしばみられるのは、怒りっぽくなったり、短気になったり、癇癪《かんしゃく》を起こしやすくなったりすることである。また、周囲を責めたり、無理な要求をしたりすることで紛らわすようになる。自分にはどうにもならないことを周囲に責任転嫁して、八つ当たりしてしまうのだ。ねちっこく同じことをいい続け、周囲が閉口することになる。

こうした状態は、柔軟性が失われ、思考が硬直化したことによって起きる徴候だともいえる。特にある程度長い期間、上の地位にいると、そうしたことが起きやすくなる。自分に対するブレーキが利かなくなってしまうのだ。

管理職とは意外に孤独である。ストレスや愚痴のはけ口がなく、アルコールやギャンブルにはけ口を求めるということも多い。だが、そうした依存性のある物質や行為は、よけいに前頭前野の機能を低下させ、柔軟性を失わせて行動や感情のブレーキを弱め、判断を誤らせる。物質への依存の場合には体にもガタがくる要因となるし、行為への依存の場合には経済的な破綻や家庭生活の崩壊につながりかねない。そうなると、ますます安全基地を失い、ストレスは増すばかりである。アルコールやギャンブルに逃げ場所をみつけている場合には、それを止めてみることで人生の舵を取り直すことがぜひとも必要だ。このまま進んでいけば、早晩、体か心に破綻をきたすことを肝に銘じてほしい。

管理職や経営者に求められるものの一つは柔軟性なのだが、地位が上がると、それが逆に低下してしまうことも多い。その結果、無用の摩擦が増え、ストレスの増大につながる。

こうした悪循環に陥りやすい理由として、管理職や経営者になる年齢的な影響もある。脳の動脈硬化がいつの間にか進み、脳自体が固くなる。

柔軟性が低下するのには、他にも理由がある。過去の成功体験にとらわれるあまり、新しい発想ができなくなるのだ。せっかく上った地位を保つためには、やはり失点を避けたいという気持ちが働くので、なおさら前例のないことは避けようとしてしまう。それが部下にとっては閉塞的な状況を生み、士気の低下や摩擦の要因になる。めぐりめぐって、それは当人にはね返ってくる。

柔軟性を保つために大切なことは、対話と弁証法である。自分の考えだけで凝り固まってしまえば、もうその人に成長はない。心をオープンにして、若い世代とも対話を心がけることで、常に新しい考えや発想を採り入れていけば、そこから新しいものが生まれてくるのである。

足をすくわれないために

ストレスは仕事や職場の対人関係だけから生じるわけではない。家庭が発生源になるストレスも少なくない。子育て中の方は気が休まる暇もないだろうし、夫婦間の関係というのも支えになってくれる部分もあるが、逆に足を引っ張られるという面もある。特に単身赴任や出張が多い人、残業や休日出勤の多い人では家族とすれ違いがちになり、子育てや家事への関わりが薄くなり、いつの間にか蚊帳《かや》の外の存在になって、生活費を稼ぐだけの人になっているという場合も少なくない。

そうしたケースでは、退職して家にいるようになると、途端に折り合いが悪くなり、離婚に至ってしまうというケースが増えている。苦労して働いて、退職してこれからようやく家族とゆっくり過ごせると思いきや、妻から三行半《みくだりはん》を突きつけられる夫のケースが珍しくなくなっている。妻だけならまだいいだろう。子どもからも愛想を尽かされ、父親を追い出してしまうケースさえ、ちらほら出合う。

大手の建設会社に勤める男性は、生真面目で責任感の強い性格で、仕事一筋に頑張ってきた。バブルの頃には残業残業でついに体を壊し、バブルが崩壊して建設不況になると、今度はリストラで子会社に出向させられた。しかし、それまでの大手とは勝手が違い、面白くないことの連続だった。そんな折、故郷の老父母に介護が必要となる。生真面目な彼は、自分は長男だからと仕事を辞めて、故郷で余生を過ごしながら、両親の介護をしたいと妻に相談する。

ところが、妻は田舎暮らしなどまっぴらだと猛反対する。子どもたちも母親の肩をもち、介護がしたいのなら自分だけ行けばいいと父親に集中砲火を浴びせた。将来は両親の面倒をみるというのが結婚したときからの約束だったので、彼はてっきり妻が従ってくれると思っていたし、まさか子どもたちにまで反対されるとは思っていなかった。すれ違いの生活をするうちに、心がバラバラになっていることにも気づかなかったのだ。

律儀な彼は、親に対する責任を優先し、結局それが家族との溝を激しい対立にまで広げてしまった。結局、妻とは離婚。自宅は売り払われ、その金を分捕り合った末、家族はバラバラになったのである。

最近では、介護離婚というケースもある。長年連れ添った夫婦が、相手の介護が必要になったとき、それまでの不満が爆発するように離婚をいいだすケースだ。自分が弱ったとき、困ったとき、助けを必要とするようになったときには助けてもらえるという安心感が、家族という絆の証でもあるだろう。ところが、そうした安心や保証が家族や夫婦の間でさえもてなくなってきている。

せっせと働き蜂のように働いて、使い物にならなくなったらゴミのように捨てられるということが、企業だけでなく、家庭でさえ起きるようになっている。

実際、うつや精神的な病気になったとき、配偶者や他の家族に温かく支えられて、ゆっくり療養生活を過ごし回復するケースがある一方で、早く働きに行けとばかりにお尻を叩かれ、肩身の狭い思いをしたり、さらには離婚となって、仕事だけでなく家庭までも失ってしまうというケースも稀でない。どちらにとってもつらい選択であるが、家庭や子どもまでも失ってしまった人では、大きな痛手を抱え、回復にそれだけ長い時間がかかることも事実である。

仕事ばかりにかかりきりになり、家庭のほうに目を注ぐことを怠っていると、肝心なときにはしごを外されてしまうということになりかねない。

家族との絆とは、長い年月の積み重ねの結果である。家庭が安らぎの場所であり続けるためには、それなりのメインテナンスが必要である。それはある意味、収入を守ること以上に大切なのである。

同居や親戚づき合いにともなうストレス

大家族で暮らしていた時代、多くの女性が姑《しゅうとめ》や小姑からの嫁いびりに苦しめられた。同居するケースが少なくなり、そうしたことも過去の話になったかというと、必ずしもそうともいえない。別にいびろうとする悪意はなくても、婚家の家族とのつき合いが、ストレス要因になる場合も少なくない。

多いケースとしては三つある。一つは、舅《しゅうと》や姑の考え方に柔軟性が乏しく、自分が最善と思っているやり方をなんでも押しつけてくる場合だ。時代の変化や個人の価値観の違いに関係なく、自分の考えや期待を嫁や婿にも求めようとする。立場上逆らうこともできず、最初は言いなりになっているが、内心は息苦しさを感じている。それが積もり積もると、ついに我慢の限界に達し、感情的なトラブルになったり、つき合いを拒否したりすることになってしまう。自分たちはよかれと思ってアドバイスしたり、心配していたのに、なぜ拒否されないといけないのか、当の舅や姑たちは首をかしげるばかりだ。何が悪かったのか、まったく自覚していないのだ。

子育てや教育、親戚づき合いや仏事といったことでも、よけいなお世話ということにならないよう、当人が求めていない助言をすることには慎重でなければならない。

実際、関係が断絶するところまでこじれてしまう場合もある。そうならないためには、助言を求めてきたときだけ助言するという原則を守ることだ。また、嫁や婿の側も、自立して家庭をもった以上は自分たちで考えてやっていくので、求めていないときには口出しをしないでほしいということを伝え、理解を得る努力をすべきだろう。

もう一つは、婚家の人のプライドが非常に高かったり、身勝手な場合だ。精神医学的には、自己愛性が強いということになろう。姑がお嬢さん育ちで、自分中心になんでもやってきていたという場合や、格式の高い家柄で自分の家は特別という意識があり、世間一般の出身者を見下したようなところがある場合だ。

この場合、一般家庭の出身である嫁や婿は、一段低い存在とみなされ、新参者《しんざんもの》の扱いを受ける。言葉の端々や態度の一つ一つに格式の低い存在に対する軽蔑がにじんでおり、プライドを打ち壊されるような思いを味わうことになる。

こうしたケースでは、長い歳月にわたる忍従を強いられることが多い。踏みとどまるつもりであれば、格式を教えてくれる「学校」として捉え、舅や姑を校長や教師だと思うことだ。

三番目は、常識が通用しない相手から依存されたり、利用されたりする場合だ。結婚相手の兄弟や親戚ということでむげに拒否する態度もとれず、甘く応じているうちに、どんどんエスカレートした要求をしてくる場合もある。

愛着不安の強い、依存性タイプの人では、「いや」と拒否することが元々苦手なので、ますます面倒事に巻き込まれやすい。結婚して親戚になった相手といえども、常識が通用しない相手に対しては、親密な関わりをもちすぎないように、また要求に気軽に応じてしまわないようにしておきたい。「主人（家内）と相談しないと、私の一存では答えられない」と、即答を避けたほうがよいだろう。気に入られようとすると、足をすくわれる。筋の通らないことには、「ちょっと待てよ」といったん保留にする習慣をつけよう。

家庭が居場所であるために

追い詰められてしまわないために大事なことの一つは、安全基地をもつということである。安全基地とは、困ったときや弱ったときに、あなたが助けを求めたり、心を慰めてもらえる存在である。幼い子どものとき、あなたの安全基地は、親だったろう。成長するにつれ、親以外の存在にも、安全基地を見出すようになる。

しかし、多数の知り合いや友人をもつことが、必ずしも安全基地をもつことになるわけではない。友達はたくさんいるけれど、本音がいえない、うわべだけのつき合いの人ばかりということも少なくないからだ。なんでも話せる、自分の弱い面や未熟な面もみせても大丈夫な関係が大事なのだ。なんでも話すことができる相談相手が一人いるだけで、自殺のリスクは半分に減少するといわれる。日本的な言い方でいうと、甘えられるということが大事なのだ。甘えられる存在が身近にいると、危機や試練を乗り越えやすいのだ。

大人になって、その人の安全基地となるのは、配偶者やパートナーであることが多い。生活をともにする配偶者がよい安全基地となってくれると、仕事も頑張れる。ストレスも減る。しかし、逆に仕事のストレスを浴びたうえに、私生活でも安全基地がないと、ストレスはたまる一方だ。

また昨今は、晩婚や非婚の人が増え、働き盛りの時期を未婚のまま過ごす人の割合が非常に大きくなってきた。配偶者に安全基地になってもらうという従来の方法が通用しなくなっている。そうしたなかで、いかに安全基地やそれに代わるものを確保するかということが、新たな課題になってきている。

また人づき合い自体も希薄になり、友人がいないという人も珍しくない。回避型の人が増えているのである。それとともに安全基地の在り方も大きく変わろうとしているのかもしれない。

あなたは、安全基地をおもちだろうか。安全基地というのは、外から与えられるもの、努力しても自分ではどうしようもないもの、と思われるかもしれない。小さな子どものときは、確かにそうだろう。親があなたの安全基地であったかどうかは、あなたのせいではなく、親の性格や事情に左右される。

しかし、大人になると、誰かのせいにばかりはしていられない。安全基地というのは、自分で育て、手に入れていくものであり、一度手に入れてもメインテナンスをしていく必要があるからだ。幸運にも、あなたをすべて受け入れ、愛してくれるパートナーに恵まれたとしても、その幸運に甘えてばかりいると、そのうち愛想を尽かされることになる。パートナーシップとは、相互的な、もちつもたれつの関係である。一方的に、「私の安全基地になってよ」と要求するばかりでは、相手は嫌気がさしてしまう。

ではどうすればよいだろうか。安全基地となってほしかったら、自分も相手の安全基地になる必要がある。

安全基地になるためには

では、安全基地となるためには、どうすればよいのだろう。

安全基地の第一条件は、まず相手の安全を脅かさないということである。安全を脅かす最たるものは、攻撃だ。相手の非を責めたり、感情的に怒ったりすることが多すぎると、その関係は「安全基地」ではなくなっていく。いくら本人のためにいっているつもりでも、結果は同じになってしまう。

ポイントは、ネガティブな反応を減らし、ポジティブな反応を増やすということだ。ネガティブな反応をするクセがある人は、相手がいったことに七まで同意でき、三だけ違っても、

「違う」と考えてしまう。相手から何かいわれると、まず「いや、違う」と反応する。何かアドバイスや注意をされると、「でも」と言い訳を考えてしまう。

「いや違う」「でも」といった思考が、その人の幸せや可能性を邪魔している。そこを変えてみると、まるで違ってくる。「いや違う」といいそうになったら、同意できる点のほうに、まず目を注ぐようにする。

「確かにきみのいう通りだ。あなたがこういったのは、まったくその通りだと思う」と、肯定的な同意から入るということが大事だ。

「でも」とすぐ言い訳をしてしまう人にとって、人生を変えるいい方法がある。それは、「武装解除法」と呼ばれる方法だ。その方法は実に簡単で、効果抜群だ。誰かから何か気にくわないことをいわれたら、「でも」といわずに、「私もそう思っていたんだ」と答えるだけでよい。

「もう昼の十二時よ。いい加減起きたら」と文句をいわれたとしよう。その場合、「うるさいな。休みの日ぐらい寝かせてくれよ」という代わりに、「僕もそろそろ起きようと思っていたんだ」と答える。

それだけで、対人関係や気分、意欲や生き方まで変わっていく。実際、これはうつの人を治療するのに使われる認知行動療法の技法の一つでもある。

もう一つは、応答性を高めるということだ。応答性とは、相手が求めてきたら、応えるということである。相手が何かしたら、こちらもリアクションする。相手がしていることに、まず関心を向け、一緒に反応する。これが基本だ。

子どもを育てるときも、応答性は非常に大事だ。反応を増やすだけで、子どもとの関係は安定しやすい。子どものあしらいが上手な人をみればすぐにわかることだが、応答が豊かで、回数も多い。子どもを相手にするときは、無口ではダメなのだ。

もう一つ忘れてはならないのは、応答性とは、あくまでも相手が求めてきたときに応えることだということである。求めてもいないことを、こちらから一方的に押しつけたり、やらせたりすることは応答性ではない。それは支配やコントロールだ。そうなると相手は窮屈に感じ、安全基地として機能しなくなってしまう。

三番目は、共感性を高めるということだ。共感性とは相手と気持ちを共有し、相手の立場になって感じるということである。共感性を高める秘訣は、結果ではなくプロセスに目を注ぎ、プロセスを評価する言葉を使うように心がけることだ。「百点はすごいな」ではなく、「一生懸命勉強していたのは、すごいな」のほうが共感的な言い方なわけだ。たとえ六十点と結果が振るわなくても、共感的な言い方は、変わらずに使える。それは、結果に左右されないということであり、逆境から守ることにつながる。

不安型の人が留意すべきポイント

先の章でみたように、愛着スタイルによって、ストレスへの耐性やストレスとのつき合い方も異なってくる。

恋愛や夫婦関係において安定した関係を維持するためには、自分の愛着スタイルと、陥りやすいワナを自覚して、日々の生活において気をつけることが大切になる。

不安型の愛着スタイルのもち主にとって、安全基地はとりわけ重要なものである。成人になると、安全基地は、親から恋人やパートナーに移っていく。

愛着不安の強い人では、ついネガティブな反応をしてしまうのがクセになっている場合がある。頼っているのに、つい相手を貶《けな》してしまう。感謝よりも不満を抱きやすく、些細な問題にも非難や攻撃を浴びせてしまいがちである。些細な不満や問題にも過剰反応しやすく、他によい点があっても、すべてを否定する方向に向かいやすい。

母親に頼りながら、母親が思い通りに安心を与えてくれないと、母親に怒りをぶつけていた幼い頃のパターンが尾を引いているのである。だが、それは自分の足に鉞《まさかり》を揮《ふる》っているようなものだ。せっかくその人を支えてくれている存在を失ってしまうことにもなりかねない。

自分の不安やストレスを周囲にぶつけるというネガティブな反応パターンを自覚して減らし、

ポジティブな反応や、相手の欠点を受け入れ、許すという寛容な態度を心がけることで、対人関係やパートナーとの関係も安定につながる。

回避型の人が留意すべきポイント

回避型の愛着スタイルのもち主にとって、興味のあることを話せる人が一人か二人いれば、それで十分だ。このタイプの人は、親密な関係や家族的なつながりを、むしろ重荷に感じてしまう。それゆえ家族サービスといったことにも消極的で、面倒に感じがちだ。安定型の人が心からそうしたことを楽しめるのとは、大きく違っている。

回避型の人は他人に頼りもしないが、他人が困っていても無関心なところがある。そうした態度が冷たいとみなされ、孤立を招くことになりやすい。

それは、配偶者となる人にとっても同じだ。回避型の人を配偶者にもつと、自分が放って置かれているように感じ、ストレスを感じやすい。そのツケは早晩回ってくることになる。自分では自覚しないうちに、回避型の人は配偶者から見捨てられる道を歩んでしまう。

対人関係とは、相互的なものである。手入れを怠ると、怠った分は必ず自分にはねかえってくる。安全基地がもはや安全基地ではなくなり、危険な場所となってしまってからでは遅いのである。

よい仕事を成し遂げるためにも、よい安全基地を維持し、それによってうまく支えられることが必要である。安全基地を保つためにも、メインテナンスを怠らないことだ。パートナーがあなたにとっての安全基地であってほしいと思うならば、あなたもパートナーにとっての安全基地となるように努めることが大事である。

回避型の人は、応答性が乏しくなりがちで、相手が物足りない、自分に関心をもってもらえていないと感じやすい。応答を増やすように努める必要がある。表情を豊かに、非言語的な反応を増やすことも、応答性を高めることにつながる。

第九章　凹まないための思考法

心が折れてしまわないためには

現代はストレス社会といわれている。どの職場でも、ものすごくうつ病が多い。大企業や中小企業の人も、公務員もその点では同じだ。研究者も例外ではない。成果を出すためには、気持ちを保つ技術が、仕事自体の技術と同じくらい求められる。

最後の二つの章では、ストレスとどうつき合い、適応上の試練や逆境をどう乗り越えればいいのかというテーマについて、考えていきたいと思う。

こうしたことは、かつては医学の領域とは考えられていなかった。各人が人生経験を積みながら勝手に学ぶしかないことくらいに、軽く扱われていたのである。

しかし、問題にいかに対処するかという技術や能力が適応を左右し、病気になるかならないかの分かれ目になるということを考えれば、「勝手に学んで」で済ませるわけにはいかなくなってきた。医学的にも、この部分を扱わざるを得なくなったのである。

そうして取り上げられるようになったのがコーピング・スキルと呼ばれるものであり、それを高めることが病気を防いだり、社会適応を回復するうえで不可欠と考えられるようになっている。

コーピング・スキルには幅広い能力や技術が含まれるが、ここでは、大さく受動的なコーピングと能動的なコーピングに分けて考えよう。受動的なコーピングとは、何かストレスになることがあったときに、その問題自体に働きかけ、それを解決するというよりも、その出来事の受け止め方（認知）を適切なものにすることでストレスを減らそうとするものである。受動的なコーピングの身近な例としては、聞き流すとか、気にしないようにするといったものだ。何事も悪い意味に解釈せずに、よいように考えるといったことも、受動的コーピングの方法だ。医学的な治療法として行われるものに、認知療法がある。

一方、能動的なコーピングは、実際に行動を起こし、原因となっていることや周囲に働きかけることによって問題を解決し、ストレスを減らそうとする。自分の主張や考えをはっきり伝えることも大切な能動的コーピングであるし、人に相談したり専門家に助けを求めることも、能動的なコーピングの方法である。

医学的、心理学的な方法としては、解決志向アプローチや動機づけ面接法のような能動的なコーピングを促進する技法と、ソーシャル・スキルズ・トレーニング、アサーション・トレーニングのように、能動的なコーピングのスキルを高めることを目的とした訓練がある。

このどちらも重要であるが、それと同時に両者の使い分けも重要である。受動的なコーピングで対処したほうがよい場合もあれば、能動的なコーピングで対処したほうがよい場合もある。

エネルギーを無駄遣いしないという観点からいえば、大して重要でないことに対しては受動的コーピングで対処し、これは肝心だと思うことに対して、すかさず能動的コーピングを行うという基本方針が、メリハリがあってよいだろう。スルーするかアクションを起こすか、という視点をもって事態を捉えると、それだけで対処がしやすくなる。そして本当に重要な点に、迅速で強力なアクションを起こすように心がける。

九章では受動的なコーピング力を高める方法について、十章では能動的なコーピングを促進する方法として、解決志向アプローチと動機づけ面接法のエッセンスを紹介しよう。

プライドが傷つくことほど、きついことはない

人生に問題やトラブルはつきものだ。ことに最近のように世の中がせちがらくなり、誰もが余裕をなくして自分のことで精いっぱいになってくると、理不尽なことや無神経なことも起こりがちだ。だが、悲運や理不尽さを嘆いたり、周りの人や自分を責めたところで、傷口を広げ

てしまうだけだ。大事なのは、起きたことをどう受け止め、どう対処するかということだ。

心が折れてしまわないためには、不快な出来事をどう受け止めて、どんなふうに乗り越えればいいのだろうか。心が折れる原因として多いものの一つである、プライドを傷つけられた状況について考えてみたい。

人は少々仕事がきつくても、給料が安くても、それだけで心が折れることはあまりない。しかし、自分の頑張りや大切にしている信念を否定されると、がっくりきてしまう。それはプライドが傷つくからだ。人はプライドを傷つけられることに、とても弱いのだ。他のことは我慢できても、自分が大切にしていることを否定されると、心が折れそうになる。ときには追い詰められ死を選ぶことさえある。

ある優秀な心臓外科医がいた。真面目で献身的な人柄で、手術の腕も一流だった。しかし、どんな名医でも、すべての人を救えるわけではない。手術後に一人の患者が亡くなった。その医師のミスではなかったのだが、遺族は納得せず、その医師を訴えた。心臓外科医として人一倍自負があっただけに、被告席に立たされ、自分の医療行為をとやかくいわれることは屈辱だった。彼は結局、自殺してしまったのだ。

大切にしていることほど、それが踏みにじられるような状況が起きると、心に堪える。こんなとき追い詰められないためには、どうすればよいのだろうか。

そこで重要なのは、プライドのもち方である。相手に喜ばれることや評価してもらえるということに対してプライドをもつと、評価してもらえなかったとき、その人のプライドは崩れてしまう。また完璧な結果に対してプライドをもつと、結果が思うように出ないとき、プライドは危機に瀕する。

では、ストレスや逆境に強いプライドのもち方はどんなものだろうか。それは、自分が最善と信じる行動をとることにプライドをもつということだ。相手の評価や物事の結果はさまざまな要素によって左右されるが、自分が最善と信じる行動をとることは自分の信念や努力によるものだから、何ものにも左右されない。相手が否定的な評価を下そうと、結果が思わしくなくても、自分の信念や努力に対してプライドをもっていれば、自分としてはやるだけのことをやったと胸を張れるのだ。

それを周囲がどう受け止めるか、最終的な結果がどうなるかは、自分の力や努力だけではどうにもならない。さまざまな偶発的な要素も関わってくる。それは誰にもどうすることもできない。上司や顧客から理不尽な非難を浴びせられたり、努力したのに結果が出なかったりしても、自分が最善と信じることを行ったと自分にいい聞かせ、胸を張ってほしい。

自分の努力にプライドをもつ

もっと身近な状況で考えてみよう。たとえば、接客などの場面で罵倒《ばとう》されたり、嫌がらせを受けたりすることは、昨今ありがちなことだ。

ある女性は大手アパレルメーカーで販売リーダーを務めていたが、無理がたたって病気になり辞職。元気になって再就職したのが、電子辞書の販売促進の仕事だった。説明も接客態度も優れていたため、売り上げは着実に伸びていたのだが、彼女を悩ましたのは、冷やかしでやってくる初老の客だった。買う気もないのに質問攻めにした末、プライベートなことを聞いてきたり、体に触ってきたりするのだ。相手はお客様という意識があるため、悲鳴を上げ、助けを求めることもできない。こんな思いをして働かねばならないと思うと、情けなくなってしまう。販売のプロとしてのプライドが、彼女をよけい苦しめていたといえる。

彼女の場合、お客様本位という他者の評価に重きを置いた信念を抱いていた。その結果、客を怒らせてはいけないという思いがとても強かったのだ。しかし、客は違法な行動に出ているわけだから、「チカン行為は止めてください！」と叫ぶこともできたわけだ。相手に評価されることよりも、自分が最善と信じる行動をとることにプライドをもっていれば、彼女の対応も違っていただろう。この女性の場合、相手の評価を気にしすぎ、自分の行動を抑えてしまうことが、前の職場でもストレスを生む原因となっていた。

自分が最善と信じる行動をとるためには、日頃から自分で判断し、行動する習慣をつける必要がある。つまり、周囲の評価や結果にばかり左右されない生き方をすることになる。それは、心が折れることから自分を守るだけでなく、自分らしい本来の生き方にもつながるのだ。

失敗してもめげない思考の習慣

もう一つ、ストレスを減らし、うつにならないために大事なことは、完璧主義に陥らないことだ。うつになったり、自殺をしたりするリスクの一つに、完璧主義や全か無かの二分法的思考がある。二分法的思考というのは、全部よい完璧な状態は百点だが、少しでもダメだと、全部悪い不完全な状態になって、零点になってしまうという認知パターンだ。完璧にしようとするので、それだけ無理がかかるし、些細なミスやちょっとしたアクシデントでも全部が台なしになったように感じて、落ち込んでしまうことにもなる。

二分法的な単純化した思考では、善か悪か、真か偽かということは正反対のもので、中間がないように考えてしまう。ところが現実は、完全な善も完全な悪も存在しない。真か偽かという問題も、純粋科学という現実ではないイマジネーションの世界の話で、現実には普遍の真理などというものはほとんどみつかっていない。

全か無かの思考になると、どうしても極端に考えてしまう。極端な考え方ややり方というのはだいたい有害である。何事もほどよさが一番なわけだ。われわれが不幸にならないためにも、全か無かの思考に陥らず、ほどよさを目指すことが大事だといえる。

期待値を下げる

ほどよさを目指すには、どうしたらいいだろう。一つは百点ではなく、五十点くらいで満足するように心がけることであり、五十点くらいで感じられる喜びを大事にするということだ。

それは言い換えれば、期待値を下げるということである。人は自分が望む期待値と現実のギャップ分だけ、フラストレーションを感じる。期待値が高ければ高いほど、同じ現実に遭遇したとき、落胆やストレスも大きくなってしまう。

実際に完璧主義な人は、適応障害を起こしたり、うつになりやすい。百点をいつも目指していると九十点でも、不満足な結果でしかない。いつも人に愛されたい、認められたいという承認欲求が強すぎる人は、人から些細な非難を受けただけでも、強い不安にとらわれる。それもまた、適応を阻害する。

百点ではなく五十点で満足する。みんなから評価されることを期待するより、自分を評価する人もいれば、評価しない人もいて当然だと思う。実際、優れた人ほど風当たりも強くなり、中傷も増える。中傷は、存在感の裏返しだと思っておけばよい。

パートナーとの関係も百パーセントを求めると、足りないところだらけで嫌になるが、五十パーセントくらいで満足するようにしていれば、六十パーセントくらいだったときに大満足できるようになる。

よいところ探しをする

期待値を下げるということを、もっと積極的な言い方でいうと、よいところ探しをするということだ。悪いところではなく、よいところをみる。どんな悪いことにも、何かよい点があるはずだという視点で物事をみる習慣をつける。これは幸福になる秘訣だと思う。

これは、プライドを傷つけられた場合に限らず、すべての逆境をはね除けるのに役立つ。自己否定が強く、自殺や自傷を繰り返す境界性パーソナリティ障害の治療戦略の柱になっているほどだ。どんなに悪いことが起きたときだって、何かよいこともあるはずだという達観した観点で、事態を眺めるのだ。

先ほどの心臓外科医のように、訴えられるという最悪の事態に遭遇したとしても、こうした視点をもてば違っていただろう。この経験から何か学ぶことができるはずだとか、この経験によってもっと自分は鍛えられるとか、逆に自分の信念をしっかり訴えることで、それをもっと強くできるといった前向きな心境になることもできたのだ。

上司や顧客から非難や嫌がらせを受けたり、努力したのに結果が出なかったという場合にも、同じ受け止め方が使える。一見、ただ悪いことにみえることでも、その経験から学び、それによって自分を成長させるプラスの意味が必ずあるものだ。

　この対処法は、完璧主義な傾向をもつ人に特に有効である。物事がうまくいかなくなったときに追い詰められないためにも、百点以外は零点と同じといった完璧主義ではなく、二十点でも零点よりずっといいという発想で、粘り強く生きたいものである。

逆境をユーモアで乗り越えたチェーホフ

『桜の園』など不朽の傑作を遺した作家のアントン・チェーホフは、若い頃、大変な困難に出合い、それを物ともせずに乗り越えたことで知られる。悲劇の始まりは、雑貨商をしていた父親が破産してしまったことである。父親は夜逃げして雲隠れし、母親や幼い兄弟もそれに続いた。借金の形に人手に渡った家に残されたのは、まだ十六歳のチェーホフ少年一人であった。

　彼は周囲の慈悲にすがりながら、また自らも家庭教師をして自活することを余儀なくされる。それだけではなかった。モスクワに逃れた両親や兄弟たちが貧窮に喘《あえ》いでいると知ると、なけなしの金のなかから彼らに仕送りさえしたのである。短編小説を書くきっかけも、生活費の足しにするため、雑誌に寄稿して原稿料稼ぎをするようになったことからだった。

　そんな困難な暮らしにもかかわらず、チェーホフは絶望することも、卑屈になることもなかった。どんな状況にあっても自分の価値を自覚し、プライドをもって生きることこそが大切だというチェーホフ一流の思想を育み、鍛えたのである。チェーホフはどんな試練のなかにあっても笑いとユーモアを忘れず、それを面白がるような目で眺めた。そうした境地もまた、フランクルのいう態度的価値だといえるだろう。

喪失の悲しみを乗り越える

適応障害の原因の一つは、人が愛着をもつこと自体に由来する。慣れ親しんだ人や環境から離れて新しい環境に移ったとき、人は知らないうちに大きなストレスを受けている。新奇性探究の高い人にとっては、それはストレスとなるよりもリフレッシュ効果をもたらすが、現状に執着する傾向がある人では、愛したものを失う体験として、苦痛や悲しみをもたらすのである。

そうした愛着対象を失う体験、つまり喪失体験は、うつの主要な原因の一つでもある。結婚して転居したことからうつになる場合もある。幸せなはずの暮らしが、つらい日々に変わってしまう。本人にも理由が自覚されていない場合もある。うつがある程度よくなって自分に起きたことを振り返ったときに、それまで慣れ親しんでいた生活を失ったことが、うつの引き金を引いたことに気づくのである。

愛着対象を失う悲しみは、それが自覚されずに抑圧されると、一番有害な作用を及ぼす。まずは、その悲しみを自覚することである。そして、その悲しみを呑み込むのではなく、言葉や行動によって十分に表現する。つまり、「喪の作業」が必要なのである。

同時に、次の生きがいや目標をもって、それに向かって動くことも大事だ。自転車の原理と一緒で、動いている間は安定していたのに、止まってしまうとふらふらし始め、ついには倒れるということになりやすいからだ。

建築家のフランク・ロイド・ライトは四十七歳のとき、大変な悲劇に見舞われた。自宅に召使いが放火し、妻や子どもたちまでが巻き添えになるという惨事である。彼がそのつらい時期を乗り越えたのは、仕事に没頭することによってであった。

フランクルが、強制収容所で妻や両親を、そして、それまでのすべての人生を失ったとき、どうやって乗り越えたかを思い出してほしい。その苦悩ゆえにもたらされた新しい意味を生きようとすることによって、彼はそれほど大きな痛手にも意味があったのだと受け止めようとしたのだ。

思考の切り替え訓練をする

ストレス耐性を高めるうえで、もう一つ大切なことがある。それは、切り替えを上手にするということだ。適応障害に陥り、うつになったときというのは、自分が躓いた問題や降りかかってきた難題にとらわれた状態になっている。そのことを絶えず考え続け、切り替えてリラックスすることができない。いわれた言葉や心理的衝撃を頭のなかで引きずり続け、その言葉や場面が堂々巡りを続けている。

こうした反芻思考に陥りやすい人は、うつにもなりやすい。日頃から、反芻思考を防ぐ習慣を作っておくことも大事だし、反芻思考に陥ったとき、それを切り替える方法を知っておくことも大事だ。

まず心がけたいのは、日頃から切り替えの訓練をしておくことだ。切り替えの方法として、簡単だが有効なのは、体を動かしたり、場所を移動することだ。職場から出て、自宅に帰る。三十分以上の時間がかかったほうが、切り替えにはいい。その間も、いつも習慣にしていること（音楽を聴く、本を読む、情報をチェックする）をするのもよいが、瞑想したり仮眠をとると、さらに切り替えは進む。

自宅と職場が近いという場合は、意図的に徒歩や自転車で通うなどして、ある程度時間をかけると同時に、運動の要素を採り入れて、切り替えを助ける。

もう一つの方法は、反芻思考に陥らない思考習慣を培うことである。同じことを考えてしまいそうになったときは、こう自問する。

「このことを考えて、何か役に立つだろうか。何かプラスになるだろうか。結果を変えることができるだろうか」

よい結果を出すのに役に立つことなら、大いに考えたらいい。しかし、そうでないことなら、次のようにいい聞かせるのだ。「考えても同じことは、考えるのをやめよう」そして、その考えを吹き払う。大きく息を吐いてもいい。頭をブルブルッと振ってもいい。そうした儀式をすることで、切り替えを促す。「ストップ」と声に出す方法や輪ゴムパッチンを使う方法もある。

これらの方法は、思考停止法という認知行動療法の技法やその変法である。

もっと自由に生きていい

あの手この手で適応を図っても、その人にとって、どうしても合わない環境というものがある。価値観や嗜好、生き方といったものは、合わせようとすればするほど、無理を生じる。うわべでは合わせることができたとしても、心のなかにはなんともいえない違和感や軋《きし》みが残り、それが積み重なっていく。長く我慢すればするほど被害が大きくなり、後でやり直すのが大変という場合もある。若い頃ならまだやり直せたのに、我慢したばっかりに歳だけはとってしまい、やり直すこともできなくなるという場合もある。

若いうちは一つの可能性ばかりに自分を限定せずに、他の可能性を試してみることも大事だ。その意味で、適応障害を起こして動けなくなっているのに、無理にその環境でやり続けようとすることは、必ずしも賢明な策とはいえない。生活や収入や世間体のことを考えて、しがみつかざるを得ないというケースは多いのだが、本当に合わないのか、それとも枝葉末節の問題で躓いているだけで、本質的な部分では意欲をもっているのかという点をよく見極めることが大事だ。

新島襄の場合

同志社の礎《いしずえ》を築き、日本の教育に新たなページを開いた新島襄《にいじまじょう》も、適応障害と思われる症状に苦しんだ時期があった。

新島襄は、幼名を七五三太《しめた》といったが、その名前の由来は、女ばかりが四人続いて生まれ、半ば男児を得るのを諦めていた祖父が、男児誕生の知らせを聞き「しめた!」と叫んだところからだともいわれる。別の説では、正月に生まれたので、しめ縄のうちに生まれたことから、そう名づけられたともいう。いずれにしても、五人目にしてようやく生まれた待望の男児ということで、両親からも祖父からも特別に可愛がられて育った。いいだしたら聞かず、自分の我を通すところは、そうした幼児期と無縁ではなかっただろう。

父親は、安中藩《あんなか》(現在の群馬県北西部を占める小藩)で記録係を仕事としていた。家禄《かろく》は少なく、家格も江戸住みの藩士のなかでは、もっとも低いほうに属した。だが、祖父が家老に目を掛けられ、家老の家で女中奉公していた娘を、息子の嫁にもらって生まれたというつながりもあり、家老からわが子のように可愛がられた。

そんな新島は好奇心旺盛で、わが道を突き進む若者へと成長していった。これと思ったことは、相手が親であろうが殿様であろうが、我を通そうとした。封建時代にあって、親も無論だが、まして殿様に楯突くことなど常識では考えられないことであった。しかし、この青年は、それをやった。

新島が、藩主の護衛係として勤務を命ぜられていたときのことである。新島はその仕事が退屈でたまらず、仕事をズルけてこっそり蘭学塾に通っていた。ところが、その日は運悪く、藩主が急な外出をすることになった。そこで新島がいないということが藩主にも露見してしまう。藩主から直《じか》に注意を受けたが、そのとき新島は弁解もせず、黙って叱責を聞いていた。普通ならば、それだけのことがあれば、すっかり怖気づいて勤務を励行するところだろう。だが、新島は違った。相変わらず、仕事をズルけて蘭学塾に通い続けた。

しかし、勤務中である。しかも安中藩は徳川譜代の藩で、藩主は西洋の学問を嫌っている。新島は自分に監視の目が注がれていることに気づかず、仕事を脱け出そうとしたところを取り押さえられてしまった。新島は再び藩主の前に引き出された。一度ならず二度までもである。ただでは済まない。手討ちにされても、不服はいえない。

すべての非を詫びて、服従を誓うのが、普通は身のためというものだろう。ところが、新島は非を詫びるどころか、藩主に自分の考えを主張し、それを受け入れようとしない藩主との口論に及んだのである。新島は蘭学の必要を説き続けたが、結局、議論はすれ違いに終わった。しかし、藩主は新島の強情さに呆れながらも、その熱意に感じるところがあったのか、別に咎《とが》め立てすることもなかった。その後も護衛の仕事を続けていたが、幸い家老の計らいで、そのお役目から外してもらえることになる。

これで自由に学問ができると喜んだものの、そうはいかなかった。今度は父親が自分の仕事を継がせようと、藩の役所に連れて行って、自分の仕事の見習いをさせたのである。父親としては、息子の将来を考えてのことであったろう。だが、新島には有難迷惑だった。

しかし、これまでも散々心配をかけていたこともあって、このときばかりは新島としても、我を通すということができなかった。父親の気持ちを裏切りにくかったのだろう。

新島は仕方なく父親の求めるままに書類仕事を手伝っていたが、そのうち元気いっぱいだった新島の様子がおかしくなり始める。気分も体も重く、朝起きられなくなったのだ。人と顔を合わせるのも億劫で、体に力が入らない。どうにか仕事に出るものの、頭痛やめまいがして、まったく仕事が手につかない。熱まで出て、本当に寝込んでしまう。医者が薬を出すが、熱だけは下がったものの、だるさや気分の重さは一向によくならない。医者も、どうやらこの青年の症状が心因性のものであることに気づいたようだ。

幸いなことに、父や祖父も、本人の意に沿わぬことを無理強いしようとしたことが病気を引き起こしていることを悟る。そのうえで、仕事を辞めることを許したうえに、しばらくのんびりしろと、小遣いまで渡した。甘いといえば甘いかもしれないが、それが結局、新島を救うことになった。弱っているときに、厳しくすることはますます事態を悪化させる。父や祖父の対応が正しかったのである。

新島は自分の自由に過ごせるようになると、蘭学塾に再び通い始めた。すると、みるみる元気を回復し、頭痛やめまいの症状も消えていった。


この新島の症状は、環境的なストレスがなくなるとたちまち軽快したという点において、典型的な適応障害だといえるが、もし今日のクリニックに彼が行って診察を受けたとしたら、「うつ」という診断を受けたかもしれない。新島のうつは、主観的な気分の落ち込みだけでなく、体も頭の働きも鈍るという身体精神症状をともなった立派なもので、大うつ病と呼ばれるカテゴリーに入るだろう。

しかし、新島のうつは、仕事以外のことをしているときや、自分の好きなことをしているときには、すっかり改善するという点で、近年、若い人に多くみられるしいう「新型うつ病」と診断することもできるだろう。先にも述べたように、新型うつ病の多くは適応障害なのである。

また、もう少しうがった見方をする人では、新島のうつが朝起きられないという出方をしている点に着目するかもしれない。メランコリー型うつ病では、早朝覚醒などにより睡眠がとれなくなるのが特徴である。それに対して、過眠になるタイプに非定型うつ病や季節性うつ病がある。また、双極性障害（躁うつ病）も、うつになると過眠になることが多い。体が重く力が入らないという症状も、これらのタイプにみられやすい。

ただし、これらはいずれも、周期的にうつ状態を反復するのが普通だ。だが、その後、新島が同じような症状を繰り返したということはなさそうだ。結局、新島の症状は適応障害だったということになる。

ついでながらいえば、新型うつ病は新型でも何でもなく、江戸時代からあったということになろう。

見切りをつけるか、踏みとどまるか

新島がどうやって適応障害を克服したかにも、適応障害というものの本質と、克服のための要諦の一つがはっきりと示されているといえる。合わないことを我慢してやり続けようとすると、心や体が反乱を起こしてしまうのである。心と体の反乱の初期の段階が、適応障害だといえる。病気という形でSOSのサインを出しているのだ。それを無視して、やり続けようとすると、症状はどんどん進み、本当の病気になってしまう。

そのサインを真摯に受け止め、それに逆らわないことが多くの場合、解決の近道である。つまり、我を通したほうがよいのだ。我を抑えて我慢しようとすると、ますます泥沼から抜け出せなくなってしまう。

まったく身動きできない状態が長く続いているのに、周囲の期待や世間体のためにその環境にしがみつき続けるということは、人生のロスである。潔く諦めて、次のチャレンジをするということも大事だ。

どこで見切りをつけるか迷うということも多い。その場合、期間を設定して考えるのも、一つだろう。あと半年だけ頑張ってみようとか、この年度いっぱいは続けてみようとか。それでも事態が改善せず、ますます合わないという気持ちが募るようなら、ここは諦めて、他でチャレンジしよう。そんなふうに思うことで、目の前のつらさが、いつまでも続くわけではないと割り切ることができ、いまできることをとりあえずやろうという気持ちに切り替わりやすい。

極端な例だが、ヘルマン・ヘッセという作家は、ずっと自殺願望に悩まされ続けた。仕事に追われるだけでなく、元妻の病気や息子の金銭問題、新しい妻との不安定な関係、小説に対する中傷といったさまざまな問題は、しばしばヘッセを絶望的な気持ちにし、自殺することで、そうした苦しみから逃れたいという気持ちに駆り立てた。

そんなとき、四十代のヘッセが自分の精神を保つために行った方法は、こういうものだ。とにかく五十歳まで生きてみよう。それでも、やはり生きていることがつらく、死にたいと思うのなら、自殺することを許してもらおう。この苦しみが際限なく続くわけではないと思うことで、ヘッセの気持ちは楽になり、不安定な気持ちを落ち着かせることができた。結局、ヘッセは五十歳を無事に迎えることができ、そのときには自殺願望も消えていたのである。

第十章 葛藤と試練を乗り越える

悩みには二つの意味がある

人生に悩みはつきものである。悩みとは一体何だろうか。そう改めて考えていくと、悩みには、二つの側面があることがわかる。

一つは、悩みとは葛藤だという側面だ。こうしたいと思うが、そうすることには大きな困難や代償をともなうので、なかなか踏み切れない。あるいは、どちらを選びたいのか、自分でもわからないという場合もあるだろう。何かをやり続けたい気持ちと、止めて新たにやり直したい気持ちの間で心が引き裂かれるという場合もあるだろう。

つまり悩みとは、決断することの困難である。決めたいが決めきれない。二つの心の間で揺れる。それが苦しさの正体だといえる。

悩みには、もう一つの側面がある。それは、問題が解決できないという側面だ。容易に解決できる問題なら悩みにはならない。解決したいと思うが、自分の手には負えないと思う。解決できない問題が、いつまでも心に重荷になってのしかかり続ける。場合によっては、問題に向き合うことから逃げてしまうこともある。考えても解決できないので、考えること自体を避けてしまうのだ。しかし、それで問題が片づいたわけではなく、心のどこかに未解決の問題のことがしこりとなって巣食っている。つまり、悩みの正体とは、未解決のままになった問題でもあるのだ。

当たり前のようなこの二つのことは、人々が抱えている悩みや困難を乗り越えるうえで、とても重要な立脚点となる。悩みが葛藤であるという側面からアプローチすることで、悩みを乗り越えることもできる。悩みは未解決な問題だという側面からアプローチすることで、困難を克服することもできる。どちらも、とても有用な方法である。

本章では、多くの人がぶつかる困難や葛藤を乗り越えるのに役立つ、二つの代表的な手法について、学ぶことにしたい。

相反する気持ちをどう扱えばいいか

まずは、葛藤としての悩みを克服する方法からみていこう。

悩みにとらわれているとき、人は決断できず、身動きできない状態に陥っている。あれかこれか、どうすべきかという意思決定に行き詰まっている。

意思決定を困難にしたり、狂わせる重要な要因の一つに両価性がある。両価性とは、反対の気持ちを同時に抱えることである。妻（夫）を愛する気持ちと愛人を恋する気持ち、そんな相反する気持ちの間で揺れるのが、人間という矛盾した生き物だ。両価性が人生の綾《あや》を織りなしていくともいえるが、それは苦悩という綾でもある。

両価性は人間に本性的に備わったものであり、多くの苦悩や精神的な問題の背景にひそんでいる。

人が悩むとき、どっちとも決め難く、心が引き裂かれるという状態、つまり両価的葛藤の状態に陥っている。たとえば、ウィリアム・シェークスピアの名高い戯曲では、主人公のハムレットは苦悩する。「生きるべきか死ぬべきか、それが問題だ」と。もっと正確にいうと、彼は父を殺し、母と結婚した叔父に復讐すべきか、それともそんな現実から逃避すべきか苦悩しているわけだ。

有名なアメリカの小説『風と共に去りぬ』のなかで、ヒロインのスカーレット・オハラは悩む。魅力的だが、危険なプレイボーイのレット・バトラーか、物静かで誠実な男性、アシュレー・ウィルクスのどっちを愛しているか、わからなかったからだ。彼女は、レットと結婚することを選ぶが、間もなく彼女は自分の選択を後悔する。心の奥底では、彼女はずっとアシュレーのことを愛していたのだが、自分自身の気持ちがわからなかったのである。

なぜ、スカーレットは正しい結論にたどり着けなかったのだろうか。そのわけは、彼女がある点ではレットを愛していると同時に、別の点ではアシュレーを愛していたからだ。彼女はレットの勇敢さや行動力には魅力を感じていたが、傲慢で自分勝手なところは嫌いだった。一方、アシュレーの親切で献身的なところは好きだったが、彼の臆病で、女のように弱々しいところは嫌っていた。どっちの男性にも長所と短所があったわけだ。誰を伴侶に選ぶかというのは、悩ましい問題だが、これもまた両価的葛藤の問題だといえる。

両価的葛藤は、さまざまな状況でみられる。どの進路やキャリアを選択すべきか悩むときも、アルコール依存やパチンコ依存の人が自分の楽しみを断念すべきかどうかという場合も、仕事でよい成果を得るにはどの方法や方針を選ぶべきかと悩むときにもみられる。これは誰もが人生で出合う実際的な問題であるだけでなく、心理学的にも哲学的にも重要な問題である。

大抵の人は何らかの両価的葛藤を抱えていて、それがその人の決断力や行動力を鈍らせている。自分のなかの両価的葛藤を正確に知ることは、より強い決断や行動を生み出すことにつながるのである。

まずは、ご自分の内的葛藤に少し向かい合っていただきたい。現在または過去において、あなたが直面している問題やとらわれているジレンマについて思い出してみよう。周囲の人の悩みについて考えてもよい。それを念頭に読み進んでいただくと、いっそう参考になることと思う。

もちろん、両価的葛藤を克服する方法は一つではない。今回は、そのなかから有効性の高い一つの方法をとり上げたい。それは、動機づけ面接法と呼ばれる手法において確立された精神医学的なメソッドである。

この方法は、次のような観察事実に基づいている。つまり、人は両価的葛藤にとらわれると、うつになったり、自信や力を失い、どうしたらいいかわからなくなってしまう。したがって、自信に満ち、元気な状態にするためには、両価的葛藤を解消すればいいということだ。

では、どのようにして、両価的な心の状態を解消していけばよいのだろうか。

意思決定をスムーズにする方法

動機づけ面接法は、主として二つの原理に立脚している。

第一の原理は、両価的な状態においては、一方への作用は、必ずもう一方への作用を打ち消すような反作用を引き起こすということである。

たとえば、自分の能力に自信をなくして、会社に行けなくなっている男性を想像してみよう。

仮にその人に、「会社に行くことはあなたの務めだ」と奥さんがいったとしたら、どうなるだろうか。

おそらくその男性は、自分の務めとして会社に行かなければならないということは、百も承知である。しかし、それでも彼は行くことができないのだ。つまり、彼は両価的な葛藤にとらわれているわけだ。会社に行くように彼を説得しようとすることは、自分が怠けているので責められているという気持ちを催させ、彼はよけいに自分はダメな人間だと思って、いっそう落ち込んでしまいかねない。

両価的な状態にあっては、期待する方向に無理にプッシュすることは、正反対の反応を強めてしまうのである。

もっと悪いのは、「行くのがつらい」「辞めたい」といっているのに、「何いってんのよ。働くのが当たり前でしょう。生活はどうするの？」などといってしまうことだ。そんなことをいえば、その男性は本心をいわなければよかったと後悔し、どうせ自分の苦しさなど誰もわかってくれないと絶望してしまうだろう。そうなると、よけいに追い詰められ、この世からおさらばして楽になりたいとさえ思ってしまいかねない。決して彼の意欲を高める方向には働かない。

営業や販売の場面でも同じことがいえる。二流の営業マンは、客に買わせようとする。だが、一流の営業マンは、客が買いたくなるようにする。買わせようとすればするほど、迷っている客にとっては、買いたくないという気持ちも強めてしまうことを知っている。だから無理に売ろうとはしない。強引に勧めて買わせることができたとしても、後でケチがつくことが多い。土壇場でキャンセルになったり、トラブルになったりすることが頻発する。

したがって、両価的な状態に対する場合、最初の大事なポイントは、中立的であるということだ。どちらか一方の立場に肩入れしないようにして、両価的な気持ちをありのままに受け止めるようにする。

決断それ自体に関与すべきではない。決断をするのは当人である。ただ、「それはあなたの問題だから、自分で考えて」と突き放すだけでは、ほとんど何の助けにもならない。両価的な状態を脱して、強い決断を形成していくためには、中立的な立場からのサポートを受けながら、自分の考えを明確にしていくという作業が必要なのである。

そこでまず必要なのは、矛盾している両方の気持ちや考えを、そのまま受け止めるということである。そうした状態に対して、多くの人は自分の価値観に合ったほうの選択肢を支持し、そちらを選択するように説得しようとする。ときには、矛盾した気持ちをもっていることを、「きみのいっていることは、矛盾しているじゃないか。さっきいったのと、まったく違うことをいっているじゃないか」と声高に当人を責めたりする。

しかし、これも愚かしいことである。気持ちが矛盾しているから悩んでいるのだ。矛盾していて当然なのである。どちらを選ぶか、ぎりぎりの選択において、矛盾した気持ちや考えがあるのはごく当たり前のことである。矛盾を認めようとしないような対応をすれば、本人は葛藤を押し殺して、迷いを解消できないまま次のステップに進んでしまい、結局後で、それまでの歩みをすべて覆《くつがえ》さなければならなくなったりする。そちらのほうが、はるかにロスが大きい。

したがって、まずは本人の言葉に真剣に耳を傾け、本人の気持ちをありのままに受け止めることが大切だ。決して批判したり否定したりしてはいけない。

そこで重要なもう一つのポイントは、共感である。共感にはとても強力なパワーがある。強制されても、人が変わらないどころか、変わることに抵抗する。しかし、共感されると、その人の心のなかで、新しい変化が兆しやすくなる。いままで封じ込められていた力が活性化されるのだ。ある研究によると、話をすることによって得られるモチベーションは、どれだけ多くの共感を聞き手が示したかによるという。話し手の一方的なアドバイスをいくら聞かされても、本人の気持ちが受け止められ、共感が示されていなければ、何の効果もないのだ。まず必要なのは、こちらが話すのではなく、本人が話すことである。それに対して、できるだけ共感しながら耳を傾けるということである。

共感的に傾聴する方法として、一般の人にもすぐ応用できるテクニックは、リフレクティブ・リスニングという方法である。リフレクティブとは、鏡が反射するように相手の語りを映し出す方法である。その方法は、大きく三つの技法から成る。

一つは、エコーイングと呼ばれるもので、話し手の語りに、表情や体の動き、相槌《あいづち》で反応するものである。そんなふうにして話を聞かれると、話し手は音響効果のよいステージで歌うように、とても心地よく話をすることができ、話が掘り下げられていきやすい。

もう一つは、リフレージングと呼ばれるもので、話し手が発した言葉をそのまま繰り返すものである。その人本人の言葉で繰り返すことによって、自分の話をそのまま受け止めて聞いてくれていると感じるとともに、重要なキーフレーズを反復することで、話のポイントを整理する助けにもなる。

三つ目は、話し手が喋ったことを、言い換えたり要約することである。「いまおっしゃったのは、～ということですか」とか「今日話してくださったのは、～ということでしたね」というように言い換えや要約をすることで、本人が伝えたい内容をこちらが的確に把握できていることを伝えるのである。また、そのままではとりとめがなく、混乱してしまいそうな話を整理することにもなる。

「いや、ちょっと違う」といって、本人が修正すれば、本人の言葉をもう一度なぞって繰り返すことが、共感という点でも話の整理という点でも役に立つ。

話をしているとわかるが、こちらが話を要約すると、些細な言葉の違いがあっても、大意で合っていれば、「その通りです」「そういうことです」というタイプと、些細な違いにも、「いや、違う」とこだわるタイプがいる。こうした反応をみるだけでも、相手の気質や性格がわかる。

前者のタイプは、共感性や協調性が高く、細部の違いよりも、全体に目がいく人だといえる。この場合は関係が築きやすく、信頼も維持されやすい。後者のタイプは、共感性や協調性が乏しく細部にこだわりが強く、関係や信頼が築きにくい。前者は何事も前向きに、善意に解釈しようとするが、後者は些細なことでもミスやエラーがあると、すべてに対して不信感をもちがちだ。この場合は、こちらも細部にこだわると、事態の収拾がつかなくなる。対立が激化してしまうことも少なくない。細部では譲りながら、全体を見据えた対応が必要である。

人が変わり始めるとき何が起きるか

もう一つの原理は、変化に関するもので、ある経験的な事実に基づいている。人が変化するとき、それに先立って変化しようという意思を語るようになるということだ。言葉が変わると、行動も変わる。依存症とかひきこもりの人たちの治療をしていると、このことがよくわかる。

そうなれたらなという淡い期待の段階から、そうなりたいという意志の段階、なんとしてでもそうなるという決意の段階、そうなるための具体的方法を考える段階へと、変化に対する意思表明は強まっていく。

現状を変えようとする意思を表明する言葉を、動機づけ面接法では、チェインジ・トークという。この面接法での目的ははっきりしている。チェインジ・トークを増やし、強化することだ。そこから、人は変わり始めるからだ。

実際の手順でみていこう。まず、共感的に話を聞き、話し手の両価的な気持ちをそのまま受け止めることから始める。この場合、注意するのは、一見ジレンマと思えることが、本当のジレンマではない場合があるということだ。

たとえば、会社に行けないという場合、行きたい気持ちと行きたくない気持ちのジレンマを掘り下げていくと、上司に叱責されたことでプライドが傷つくとともに、また失敗して注意されるのではないかという不安がプレッシャーになっている状況がみえてきたとしよう。

この場合、会社に行く、行かないというジレンマは表面的なもので、より本質的なジレンマは、プライドが傷つくか傷つかないかというジレンマだったわけだ。一方では上司に認められて自信を取り戻したいという気持ちがある。だが、それゆえにこそ、会社に行ってまた失敗したら、もっと傷つくことになる。

この場合、仕事に行く、行かないのところでいくら働きかけても、あまり有効ではない。もう傷つきたくない気持ちと、またトライして自信を回復したい気持ちのところで、働きかけを行ったほうが効果的なわけだ。

本当の葛藤がどこにあるのか注意深く探って、それを特定していく。少しでもひっかかることがあった場合には、「それは、どうしてですか」「それは、どういうことですか」といった質問をして、掘り下げていく。特定できたら、「あなたの葛藤はこういうことですか」と要約しながら、次第に本人の葛藤の正体を明らかにしていくのだ。

変化がにじみ出る言葉を重視する

葛藤の正体が明確になると、次のステップは、変化しようとする言葉を引き出し、それをより強力なものにしていくということだ。言葉は、口先だけのものと思われるかもしれないが、どれだけ強い意思決定が行われるかは、どれだけ明確に自分の考えを語れるかに左右される。

伝統的な日本の文化では、「不言実行」という格言にも表れているように、言葉で語ることをはしたないとみなし、心のなかにひめ、語られない思いこそが本物だという見方がある。ただ、その場合にはなおさらのこと、自分の意思が自分のなかで明確な言葉になっていなければ、たちまち状況に押し流されてしまうだろう。

言葉を曖昧にするという風潮は、ある部分、葛藤に向かい合わず、問題を誤魔化してしまう悪い伝統とも結びついている。誤魔化して割を食うのは、たいてい弱い立場の者だ。上の者の身勝手を仕方ないと諦め、下の者が忍従するという構造がまかり通ってきたが、それも通用しなくなっている。

社会が民主的な個人主義に向かうほど、自分の気持ちや主張をはっきり語ることが求められるようになる。自分の考えを明確な言葉で語れないものは現状を受け入れ、満足しているとみなされてしまう。

現状の惰性を脱し、変わっていこうとするには、大きなエネルギーが必要だ。それを先導するのが、明確な意思を語る言葉なのである。進むべき道がはっきりしないのに、エネルギーが生まれるはずもない。

実際、現状を変えていく人、困難を乗り越えていく人、何かを成し遂げる人というのは、自分の意思を語る言葉をもっている。自分が何をしようとしているのか語れない人が、大を成したという例は聞いたことがない。困難を乗り越え変化を遂げていくとき、必ず起きることは言葉が変わるということだ。

変化を引き出す技法

ジレンマが明確になると、次の段階は、それに向き合うなかで、チェインジ・トークを引き出していくことだ。その場合に、とても役に立つ技法をいくつか紹介しよう。

その一つは、スケーリング・クエスチョンだ。

スケーリング・クエスチョンは、気持ちを十段階の数字で答えてもらう方法だ。たとえば、仕事を続けたい気持ちがどれくらいあるのか、会社を辞めたい気持ちがどれくらいあるのか、十段階でいってもらう。仕事を続けたい気持ちが7とか8であれば、本当は会社に行きたい気持ちが強いということになるだろう。しかし、仕事を続けたい気持ちが2とか3であれば、気持ちの糸が切れかけていることになるだろう。

ただ、その場合も、その数字を否定的にみずに、肯定的にみることも一つのポイントだ。「ゼロではなく2なのは、どうして?」と質問することで、会社に対するポジティブな思いを引き出せるかもしれない。

実際にやってみればわかるが、この方法は、自分の気持ちを明確にし、客観的に考えるのを助けてくれる。3だったのが4になれば、プラスの変化があったということであり、「どうして、そんなふうに変わったのか」と尋ねることで、小さな変化を自覚することにつなげる。

小さな変化が大きな変化につながるのであり、小さな変化にすかさずポジティブな反応をすることで、それを強化していく。

ただ、人によっては、期待が重荷になり、聞き手のポジティブな反応をプレッシャーに感じてしまう人もいる。期待が重荷になるタイプの人と接する場合には、中立的な言い方に留め、褒めすぎたり喜びすぎないことも大事だ。さらっとした調子で、「そうなの」とか「よかったね」と返すだけで十分だ。

スケーリング・クエスチョンとともに基本的な技法は、それぞれの選択肢を選んだ場合の、メリットとデメリットについて話してもらい、両者を比較することである。紙に書き出してみると、さらにわかりやすい。

これは、欧米では昔から用いられる意思決定を助ける方法でもある。チャールズ・ダーウィンは、結婚するべきか独身を通すべきか迷ったとき、この方法でそれぞれのメリット、デメリットを書き出し比較した。結婚したら独身のときのような自由は制限され、さまざまな桎梏《しっこく》が増えるが、それを上回るメリットがあると確信したダーウィンは、結婚を決意したのだ。

アメリカ大統領補佐官だったロバート・マクナマラも、難しい判断を行う場合、それによって生じるメリット、デメリットをすべて書き出し、しかも、それを数字に換算することで意思決定を行っていた。彼はその方法を自動車会社の経営者だったときから、ずっと実践していた。

メリットだけでなく、デメリットにも向き合い、そのうえで決断することで一時的な気分に流されない、持続性をもった意思決定がなされるようになる。

また、「あなたが人生で大切にしていることはなんですか」と尋ねてみるのもよい方法だ。あるいは逆に、「あなたが自分の人生で一番したくないと思っていることはなんですか」と聞いてみるのも助けになる。

抵抗が強くて、なかなか前向きなチェインジ・トークがみられない場合に、とっておきの方法を伝授しよう。それは、仮定の質問だ。たとえば、仕事に行けない人に、「もし仕事に行けたとしたら、どんなことをしたいですか」と尋ねるのだ。あるいは、「仕事に行けたとしたら、それは、あなたのどんなところが変わったからでしょうか」と尋ねてもよい。行っても、仕事がうまくこなせないという場合には、「もしこなせるようになったとしたら、どうしたいですか？　そうなったのは何が変わったのでしょう？」と問いかける。困難として挙げたことを、取り払ってしまった地点から考えるのだ。この方法は、心の抵抗を取り去って前に進みやすくしたり、自分に何が欠けているのかを気づかせる働きがある。

そして最後に、前向きなチェインジ・トークが少しでもみられたら、それをすかさずフィード・バックして強化する。一番よく使われる方法としては、「どうしてそう思うようになったのですか」と尋ねることだ。また、「そのためにいまできることは何ですか」とか「それを成し遂げるために、どういう具体的な方法が考えられますか」と尋ねることは、さらに前進することにつながる。

動機づけ面接法は、相手の意思決定を助け、強化するためのものだが、この方法は、悩んだときや迷ったときに、意思決定をするのを助ける自助的な方法としても応用できる。まず自分のなかの葛藤を明確にしてみる。それをできるだけ明確な言葉で書いてみる。自分がしたいことと恐れていることの間で気持ちがワナにはまっていることがはっきりするだろう。そのうえで自分がしたい気持ち、恐れる気持ちをそれぞれ十段階の数字にしてみる。さらに、それをしたときのメリットとデメリット、恐れてしなかったときのメリット、デメリットを書き出して比較してみる。

そして、もし自分が恐れていることが乗り越えられたとしたら、自分はどうするかを書いてみる。

自分が人生で大事にすることや、それだけは望まないということを書いてみる。そうした操作をするなかで、自分がどうしたいのかが次第に明確になってくるはずだ。

問題を解決するアプローチ

この章の前半では、人間の苦悩を両価的ジレンマという観点で解決するアプローチについて考えてきたが、後半では、苦悩のもう一つの側面、未解決な問題を解決するにはどうしたらいいのかという観点から、迅速な問題解決の方法について考えたい。

ところで、問題を解決するとは、そもそもどういうことだろう。自然科学や数学では問題の答えは、内在しているものである。ただ、われわれにはその答えがみえない。補助線を引く、顕微鏡を使うといった何らかの操作を行うことで、みえなかったものがみえるようになる。

しかし、応用科学や、さらには人生の問題となると、答えが内在しているというわけではない。すでに存在している答えを発見することが、問題の解決ではないわけだ。それでも、われわれは、それを解決することができる。なぜだろうか。

それはやはり、それまでみえなかったものがみえてくるからだ。芸術家が絵を描いている。そして、ある瞬間、絵が完成する。なぜ、完成だとわかるのか。自分が描こうとしたものが、そこにみえたからだ。巨匠とヘボ画家の違いは、技術の違いもあるが、巨匠は自分の描こうとしているものが、はっきりみえているということだ。だから、迷いのない筆遣いで描くことができる。

人生の問題もよく似ている。人生の問題に人が迷うのは、解決の仕方がわからないというよりも、どういう解決にたどり着こうとしているのかが、みえていないためである。ゴールがはっきりしていないのに、試行錯誤を繰り返したところで、よけい迷うだけだ。

つまり、問題を解決するもっとも近い道は、ゴールを明確にするということである、ということになる。

これからお伝えする解決志向アプローチのエッセンスは、まさにそうした考え方に基づいて、迅速な問題解決を支援するために作り出された方法である。最近では、さまざまな方面に応用されている。この方法は自分で問題解決をするという場合にも、応用することができる。

問題を解決するための二つの原理

解決志向アプローチは、二つの原理から成っている。一つは、前項で述べたように、ゴールを明確化することによって解決を導き出すという手法である。原因やメカニズムから物事を考えるのではなく、どうなりたいか、何が欲しいのかという観点で、問題解決を進めていく。

ビル・ゲイツが、プログラミングというメカニズムから、BASICやMS－DOSを開発したのに対して、スティーブ・ジョブズは、こんなものが欲しいというイメージや欲望から、マッキントッシュやiPadを発想した。こんなものが欲しいとわかれば、後は、どうやってでも、それをできるように算段するというわけだ。「絶対そんな大きさに収まりっこない」ではなく、「この大きさにしろ」から始まるわけだ。ある意味で技術屋泣かせなわけだが、だから素晴らしい解決が生まれる。

ところが、多くの人は、頭にいろいろな先入観が入り込みすぎて、頭ががんじがらめになっている。人生の問題も同じだ。こうしたいと思っても、そんなことは無理に決まっていると思ってしまう。無理に決まっていると思った瞬間に、本当に無理になってしまう。どうせできない、どうせ無理だ、そういう現実的な制約が頭を縛ってしまっている。そういうよけいなものに埋もれて、答えがみえなくなっている。問題を解決するには、そういうよけいなものを吹き飛ばして、何を手に入れたいのか、何がゴールなのかを明確にすることが必要なわけだ。

そして、もう一つの原理は、例外的な現象に着目することだ。例外的な現象というのは、先入観から予想されることから外れた現象だ。つまり、そこには気づいていない真実や解決がひそんでいる可能性がある。ところが多くの人は、いつも起きることのほうばかりをみたがる。予想したことと違うことが起きても、それを無視してしまう。

ことに、悪いことばかりが起きているときには、悪いことしかみなくなる。ところが、悪いことばかりが起きているようにみえても、たまによいときがある。だが、たまにしかないので、すぐ忘れてしまい、他の悪いことばかりに目を奪われる。しかし、そのたまにしかないよいことに問題解決のカギがあるのかもしれない。いまはダメになっていても、よかったときがあったとしたら、そこにまたよくなるヒントがあると考えるのだ。

達成可能なゴールは何か

では、解決志向アプローチの具体的手順を説明しよう。まずは、傾聴して、問題を把握するというところは同じである。ただ、原因の究明にあまり時間を費やさない。心のなかの複雑な葛藤にまで踏み込まない。

それよりも、それを解決してどうなりたいのかを具体的にイメージすることに力を注ぐ。どうやって解決するかも、二の次である。「解決できたとしたら、どうなりたいですか」「そのとき、どう変わっていますか」と問いかけるわけだ。

したがって、すべての操作は、自分が目指すゴールをより明確なものにすることに向けられる。解決法から、問題解決を考えるのではないのだ。

まるでペテンのような方法だともいえるが、これがなかなか効果的なのだ。どうやら現実は、こちらのほうで動いているようだ。解決法を考えて問題を解決するという発想から、正解を決めたら自然に解決法が決まるという発想へ変わっていく必要がある。巨大な複雑系を扱う場合には、こっちの発想のほうが有利なのだろう。

「ゴールを明確にするために、「どうなりたいのですか」「どうしたいのですか」という質問を随時繰り返し行う。ただ、それがいきなり現実離れしたものでは、実際問題、達成することは困難で無理だということになる。つまり、達成可能なゴールは何かということを、問い続けることが重要になる。

そのために非常に便利な技法が、動機づけ面接法でも出てきたスケーリング・クエスチョンだ。

まず、「現状は、十段階で、どれくらいうまくいっていますか」と尋ねる。現状は3だという答えが返ってきたとする。それに対して、やはり肯定的にレスポンスする。

そのうえで、「では、すべてが達成された10の状態は、どういう状態ですか」と尋ねる。

「一段階アップした4の状態は、どういう状態ですか。4の状態になるには、何を達成すればいいですか」と尋ねる。

こうしたやりとりをすることによって、達成可能なゴールを明確にしていく。

ミラクル・クエスチョンの威力

抵抗が強い場合に、それを突破するために大変力を発揮するのは、ミラクル・クエスチョンである。これは文字通り、奇跡が起きて問題が解決してしまったとしたら、と仮定して、質問をする技法だ。

使い方としては、二つの方法がある。一つは、「奇跡が起きて、問題が解決したとしたら、あなたはどう変わるでしょう」と問うものだ。もう一つは、「奇跡が起きて、問題が解決したとしたら、あなたの何が変化したからでしょうか」と問う。後者の方法には、少しテクニックが必要だ。

たとえば、次のようにいうとよいだろう。「あなたは問題を解決しようと決心して、今夜ぐっすり眠ります。眠っている間に奇跡が起きて、あなたの問題は解決してしまいました。あなたは、朝目覚めました。あなたはまだ奇跡が起きたことを知りません。奇跡が起きたということを、あなたはどうやって知るでしょうか」

そして、もう一つ重要な方法は、例外を探す質問である。例外的に、問題がなくなったり軽減するときに着目するのだ。そして、「そのとき、うまくできたのはなぜでしょう」「そのとき、問題を解決できたのはなぜでしょう」と問う。これも、非常に有効な質問である。

こうした質問をしていくと、自分がどういう解決を望んでいるかということが、次第に明確になっていく。それがすぐに達成可能なものでない場合には、「それを達成するために、いますぐに実行することができることはなんでしょうか」「一段階だけ上の達成可能なゴールはなんでしょうか」と問うてみる。

もし問題解決しようという決意や計画について話したら、肯定的に反応し、それをより具体化することによって強化していくことが有効である。

自分自身と対話しながら問題を解決する

自分で問題解決する場合にも、解決志向アプローチを応用することができる。その場合、次頁の図のような三つのステップで考えるとよいだろう。

実際に書いてみると、自分がどれだけゴールを明確にできているか、まだ曖昧なままなのか

①どうなりたいのか？　何が欲しいのか？

②いまのあなたに達成可能なゴールは？

③その具体的な方法は？

がわかる。求めるゴールがはっきりすれば、自ずとその方法もみえてくるのである。

こうした作業は結局、自分が何を求めているのか、何を望んでいるのか、どこに向かおうとしているのかを、はっきりさせていくプロセスでもある。それが可能となるためには、自分自身と向き合うことが求められる。曖昧なままにして誤魔化そうとするのではなく、問題に正面から向き合い、自分の葛藤や求めている答えを明らかにすることによって、初めて葛藤や試練を乗り越えていけるのである。

おわりに

適応という観点で、人生に生じるさまざまな困難やその克服法について考えてきた。それは、人がその人らしく生きるとはどういうことかを考えることでもあったように思える。

結局、適応とは、その人がその人らしく生きるということになるのではないだろうか。

それゆえ、どんなに忙しく、日々の仕事や生活に追われていても、その人らしく生きられているとき、その人は輝いている。どんなに疲れていても、それを苦労とは思わない。

人はそれぞれ自分のもち味というものをもっている。その人らしく生きるとは、その人の置かれた場で、その人のもち味が活かされているということになるだろう。もち味には、もって生まれた遺伝的特性から始まって、養育者との関係で身につけた愛着スタイルや、さらにその後の人生の経験の積み重ねのなかで培われてきた人格（パーソナリティ）も関わってくる。

その人にかかる負荷が大きいか小さいかということよりも、その人のもっているものが、その人の置かれた場で活かされているかどうかということのほうが、その人がうまく適応し、輝いているかどうかを左右しているように思える。

これまでの医療は、病気や障害をみつけ出し、診断し、治療するという考え方に基づいていた。しかし、適応障害において、その捉え方は通用しない。適応障害は、その人の特性と環境の相互作用がうまくいかないことによるものであり、それを病気として治療しようとしたところで、幻と闘うことになってしまう。

必要なのは病気を治そうとすることではなく、その人の特性と環境がうまく調和するように働きかけることである。その人のスキルをトレーニングしたり、物事の捉え方を修正したりすることも必要だし、その人が暮らす家庭や学校、職場に、居場所や活かされる場が与えられるように調整することも重要になってくる。

そして、何よりも大事なことは、その人が追い詰められてしまわないように、安全基地となって安心感を支え、その人の潜在的な力やもち味が発揮できるようにバックアップすることではないかと思う。

この春、多くの人の助力もあり、小さなクリニックを開設することになった。これまで培ってきた臨床経験やさまざまな技法、発達障害やパーソナリティ障害などの治療から学んだことのすべてを、身近な臨床の場で活かしたいとの思いからであった。開院に際して、私がとりわけ大切にしたいと思ったのは、傷ついた人の心の「安全基地」となれるように努めるということであった。私にできる最善のことは、それだと思っている。

いま、一人一人が心に抱えているものに向かい合いながら、日々多くのことを学ばせていただいている。それにしても、人が生きることの切なさ、不可思議さ、そして素晴らしさを、改めて思わない日はない。躓いた人やハンディを抱えた人も、それをきっと力にできると信じて、応援し続けていきたい。

末筆ながら、日々の臨床活動や執筆活動を支えてくれているクリニックのスタッフたち、治療を通して、人生を共有させてもらっているクリニックに集う患者さんたち、いつも助けていただいている幻冬舎編集部の四本恭子氏、また、どんなときも、私の「安全基地」となって応援してくれている酒井百合子氏と友人たち、父母や家族に、この場を借りて感謝の気持ちを捧げたい。

二〇一三年四月

岡田尊司

参考文献

『人生の意味の心理学　上・下』アルフレッド・アドラー著、岸見一郎訳、二〇一〇、アルテ／『個人心理学講義　生きることの科学』A・アドラー著、岸見一郎訳、一九九六、一光社／『死と愛　実存分析入門』ヴィクトール・E・フランクル著、霜山徳爾訳、一九六一、みすず書房／『夜と霧　ドイツ強制収容所の体験記録』ヴィクトール・E・フランクル著、霜山徳爾訳、一九六一、みすず書房／『フランクル回想録　20世紀を生きて』ヴィクトール・E・フランクル著、山田邦男訳、一九九八、春秋社／『愛着と愛着障害』ビビアン・プライア、ダーニヤ・グレイサー著、加藤和生監訳、二〇〇八、北大路書房／『成人のアタッチメント　理論・研究・臨床』W・スティーヴン・ロールズ、ジェフリー・A・シンプソン編、遠藤利彦他監訳、二〇〇八、北大路書房／『母子関係の理論　新版　I、II、III』J・ボウルビィ著、黒田実郎他訳、一九九一、岩崎学術出版社／『シック・マザー　心を病んだ母親とその子どもたち』岡田尊司著、二〇一一、筑摩選書／『愛着障害　子ども時代を引きずる人々』岡田尊司著、二〇一一、光文社新書／『子どもの「心の病」を知る』岡田尊司著、二〇〇五、PHP新書／『注意欠陥／多動性障害――AD／HD――の診断・治療ガイドライン』AD／HDの診断・治療方針に関する研究会　斎藤万比古、渡辺京太編、二〇〇六、じほう／『自閉症とアスペルガー症候群』ウタ・フリス編著、冨田真紀訳、一九九六、東京書籍／『成人期の広汎性発達障害』（専門医のための精神科臨床リュミエール23）青木省三、村上伸治責任編集、二〇一一、中山書店／『アスペルガー症候群』岡田尊司著、二〇〇九、幻冬舎新書／『発達障害と呼ばないで』岡田尊司著、二〇一二、幻冬舎新書／『パーソナリティ障害』岡田尊司著、二〇〇四、PHP新書／『境界性パーソナリティ障害』岡田尊司著、二〇〇九、幻冬舎新書／『包括的ストレスマネジメント』ジュロルド・S・グリーンバーグ著、服部祥子、山田冨美雄監訳、二〇〇六、医学書院／『ストレス・マネジメント』F・マクナブ著、祐宗省三監訳、一九九一、北大路書房／『うつと気分障害』岡田尊司著、二〇一〇、幻冬舎／『評伝　ヘルマン・ヘッセ――危機の巡礼者　上、下』ラルフ・フリードマン著、藤川芳朗訳、二〇〇四、草思社／『脳科学者　ラモン・イ・カハル自伝――悪童から探究者へ』小鹿原健二訳、二〇〇九、里文出版／『あなたの中の異常心理』岡田尊司著、二〇一二、幻冬舎新書／『トム・クル

ーズ　非公認伝記』アンドリュー・モートン著、小浜杳訳、二〇〇八、青志社／『本田宗一郎　夢を力に』本田宗一郎著、二〇〇一、日経ビジネス人文庫／『稲盛和夫のガキの自叙伝』稲盛和夫著、二〇〇四、日経ビジネス人文庫／『ジェーン・フォンダ　わが半生　上、下』ジェーン・フォンダ著、石川順子訳、二〇〇六、ソニー・マガジンズ／『ピカソ　偽りの伝説　上、下』アリアーナ・S・ハフィントン著、高橋早苗訳、一九九一、草思社／『サン＝テグジュペリの生涯』ステイシー・シフ著、檜垣嗣子訳、一九九七、新潮社／『正伝　野口英世』北篤著、二〇〇三、毎日新聞社／『夢は、「働きがいのある会社」を創ること。』ポール・オーファラ＆アン・マーシュ著、倉田真木訳、二〇〇六、アスペクト／『新島襄の青春』福本武久著、二〇一二、ちくま文庫／『人を動かす対話術』岡田尊司著、二〇一一、ＰＨＰ研究所／『解決のための面接技法　第三版』ピーター・ディヤング、インスー・キム・バーグ著、桐田弘江、玉真慎子、住谷祐子訳、二〇〇八、金剛出版／『解決へのステップ　アルコール・薬物乱用へのソリューション・フォーカスト・セラピー』インスー・キム・バーグ、ノーマン・H・ロイス著、磯貝希久子監訳、二〇〇三、金剛出版／『インスー・キム・バーグのブリーフコーチング入門』インスー・キム・バーグ、ピーター・ザボ著、長谷川啓三監訳、二〇〇七、創元社／『動機づけ面接法　基礎・実践編』ウイリアム・R・ミラー、ステファン・ロルニック著、松島義博、後藤恵訳、二〇〇七、星和書店／『認知療法・認知行動療法　治療者用マニュアルガイド』大野裕著、二〇一〇、星和書店／『人格障害の認知療法』アーロン・T・ベック、アーサー・フリーマン他著、井上和臣監訳、一九九七、岩崎学術出版社

Simon. Baron-Cohen, "Autism and Asperger Syndrome" Oxford, 2008

著者略歴

岡田尊司
おかだ・たかし

一九六〇年香川県生まれ。精神科医。医学博士。作家。東京大学哲学科中退。京都大学医学部卒。同大学院にて研究に従事するとともに、パーソナリティ障害や発達障害治療の最前線で活躍。現在、岡田クリニック院長（枚方市）。山形大学客員教授として、研究者、教員の社会的スキルの改善やメンタルヘルスにも取り組む。

著書に『アスペルガー症候群』『境界性パーソナリティ障害』『人はなぜ眠れないのか』『あなたの中の異常心理』『うつと気分障害』『発達障害と呼ばないで』（以上、幻冬舎新書）、『愛着障害』（光文社新書）、『愛着崩壊』（角川選書）、『パーソナリティ障害』『子どもの「心の病」を知る』（ともにＰＨＰ新書）などがある。

小説家・小笠原慧としても活動し、作品に横溝賞を受賞した『ＤＺ』『手のひらの蝶』『風の音が聞こえませんか』（以上、角川文庫）などがある。

幻冬舎新書 304

ストレスと適応障害

つらい時期を乗り越える技術

二〇一三年五月三十日 第一刷発行
二〇二三年八月二十五日 第十四刷発行

著者 岡田尊司

発行人 見城 徹
編集人 志儀保博
発行所 株式会社 幻冬舎
〒一五一-〇〇五一 東京都渋谷区千駄ヶ谷四-九-七
電話 〇三-五四一一-六二一一(編集)
〇三-五四一一-六二二二(営業)
公式HP https://www.gentosha.co.jp/
ブックデザイン 鈴木成一デザイン室
印刷・製本所 中央精版印刷株式会社

Printed in Japan ISBN978-4-344-98305-2 C0295
お-6-7

幻冬舎新書

岡田尊司
あなたの中の異常心理

精神科医である著者が正常と異常の境目に焦点をあて、現代人の心の闇を解き明かす。完璧主義、依存、頑固、コンプレックスが強いといった身近な性向にも、異常心理に陥る落とし穴が。

岡田尊司
発達障害と呼ばないで

「発達障害」と診断されるケースが急増している。しかし実際は、「愛着障害」であるケースが大半だ。「愛着障害」とはいったい何なのか？　「発達障害」急増の意味を明らかにする、衝撃と希望の書。

星野仁彦
発達障害を見過ごされる子ども、認めない親

ADHDやアスペルガー症候群などの発達障害の子どもが激増している。どうすれば発達障害児を見抜き治せるのか。ADHDを抱えながら医師になった著者が障害児の現状から治療法までを解説。

緒方俊雄
慢性うつ病は必ず治る

投薬治療中心の現在の精神科では敬遠される「慢性うつ病」。しかし家庭や仕事など現実を直視し抑えてきた感情を解放すれば、慢性うつ病は必ず治る。カウンセラーが心との向き合い方をアドバイス。

幻冬舎新書

磯部潮
パニック障害と過呼吸

突然息が苦しくなる「過呼吸」。発作が続いて日常生活に支障が生じる「パニック障害」。発作はなぜ起きるのか。どう対処したらいいのか。薬に頼らず心の健康をとりもどす方法を専門医がアドバイス。

五木寛之　香山リカ
鬱《うつ》の力

迫りくる一億総ウツ時代。うつ病急増、減らない自殺、共同体崩壊など、日本人が直面する心の問題を作家と精神科医が徹底的に語りあう。「鬱」を「明日へのエネルギー」に変える新しい生き方の提案。

松井孝嘉
首こりは万病のもと
うつ・頭痛・慢性疲労・胃腸不良の原因は首疲労だった！

「原因不明」や「ストレス」と診断される数多の体調不良の原因は、首にある！　うつむき姿勢で起こる首のこりが心身をむしばんでいることを指摘し、首を酷使する現代人に警鐘を鳴らす一冊。

浜六郎
認知症にさせられる！

不要の薬を何種類も飲み続けることで、認知症にさせられてしまう悲劇を、どうしたら防げるか。間違いだらけの診察・投薬から家族を守るための薬の知識。処方されたら要注意の薬剤リスト付き。